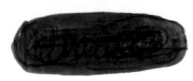

Werner

Vital und schön durch die F. X. Mayr-Kur

Vital und schön durch die F. X. Mayr-Kur

und ergänzende Naturheilverfahren

Von Dr. med. Bodo Werner

Mit 18 Abbildungen und 9 Tabellen

2., überarbeitete Auflage

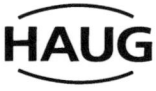

Karl F. Haug Verlag · Heidelberg

Die Deutsche Bibliothek – CIP-Einheitsaufnahme

Werner, Bodo:
Vital und schön durch die F.-X.-Mayr-Kur und ergänzende Naturheilverfahren :
mit 9 Tabellen / von Bodo Werner. – 2., überarb. Aufl. – Heidelberg : Haug,
1998
  (Ernährung und Diätetik)
  1. Aufl. u.d.T.: Werner, Bodo: Leitfaden zur F.-X.-Mayr-Kur und zu ergänzenden Verfahren der biologischen Medizin
  ISBN 3-7760-1641-8

Wichtiger Hinweis!

Soweit in diesem Werk eine Dosierung oder Anwendungsform erwähnt wird, haben Autor und Verlag größte Sorgfalt walten lassen, daß diese Angaben dem Wissensstand von Forschung und klinischer Erfahrung bei Fertigstellung des Werkes entsprechen. Dennoch ist jeder Benutzer aufgefordert, die Beipackzettel der verwendeten Präparate genau zu prüfen, ob die dort gegebenen Empfehlungen über Dosierung oder die Beachtung von Kontraindikationen von den Angaben dieses Werkes abweichen. Gegebenenfalls ist der Arzt zu befragen.

Geschützte Warennamen (Warenzeichen) werden **nicht** besonders kenntlich gemacht. Aus dem Fehlen eines solchen Hinweises kann also nicht geschlossen werden, daß es sich um einen freien Warennamen handelt.

1. Auflage 1995

© 1998 Karl F. Haug Verlag, Hüthig GmbH, Heidelberg

ISBN 3-7760-1641-8

Umschlagfoto: teamfoto, 75031 Eppingen
Umschlaggestaltung: WSP DESIGN, 69120 Heidelberg
Gesamtherstellung: Progressdruck GmbH, 67346 Speyer

Danksagung

Mein besonderer Dank gilt meinen Lehrern
Herrn Medizinalrat Dr. E. Rauch und Herrn Dr. E. Kojer
für die Vermittlung der Erkenntnisse Dr. F. X. Mayrs

Herrn Architekt Professor Gustav Peichl – dem Karikaturisten
„Ironimus" – danke ich herzlich für die aus eigenem Erleben so
treffend gestalteten Karikaturen

Inhalt

Die Situation der modernen Medizin ist geprägt von fehlender Kooperation zwischen klinischer Medizin und Naturheilkunde.

Erstere leistet bei der Beherrschung akuter Notfälle, in der operativen Therapie und beim Ersatz ausgefallener Organe (z. B. künstliche Niere, Herztransplantationen) Überragendes.

Die Naturheilkunde kann bei der Vorbeugung und Behandlung chronischer Krankheiten jeglicher Art bislang ungenützte Reserven erschließen und die klinische Medizin sinnvoll ergänzen.

Die Überwindung dieses völlig überflüssigen Gegensatzes zum Vorteil der Patienten ist die wichtigste Aufgabe, die vor uns steht.

Geleitwort

Am Lebenswerk des österreichischen Forscherarztes Dr. Franz Xaver Mayr (1875–1965) zeigt sich das Phänomen großer Entdeckungen, die ihrer Zeit voraus sind. Erst 70 Jahre nach Erscheinen seiner „Fundamente zur Diagnostik der Verdauungskrankheiten" und 30 Jahre nach seinem Tod, beginnt das Interesse von zunehmend mehr Ärzten im In- und Ausland für die medizinischen Entdeckungen F. X. Mayrs zu erwachen. Die Nachfrage nach den Ärzteausbildungskursen in Diagnostik und Therapie nach Mayr steigt deutlich an. Die Zahl der Patienten, die sich einer Mayr-Behandlung unterziehen, wird fortlaufend größer. Und längst sind es Hunderttausende, die dank dieser Behandlung ihren Gesundheitszustand grundlegend verbessert und zahlreiche Leiden verloren haben.

In letzter Zeit erscheinen auch immer mehr medizinisch-wissenschaftliche Veröffentlichungen über die Behandlungsmethode nach Mayr, über die sogenannte Mayr-Kur. Dies ist außerordentlich wichtig, da es sich bei diesem Heilverfahren nicht nur um eine intensive Darmreinigungs-, Entschlackungs- und Regenerationskur handelt. Es handelt sich auch um eine, an die Kurbehandlung anschließende Neuorientierung der Ernährungs- und Lebensweise, also um eine gesundheitsorientierte Änderung des Lebensstils. Mit anderen Worten: der Patient einer richtigen Mayr-Therapie soll nicht nur eine mehrwöchige Fasten-Diät-Entschlackungs-Kur durchführen und danach alles vergessen und die altgewohnten Fehler wieder aufnehmen. Im Gegenteil! Er soll während seiner Behandlung alle erforderlichen Informationen und Motivationen erhalten, um anschließend, nach der Kur bewußter und gesünder leben zu können. Und die Erfahrung bestätigt es: eine lange genug durchgeführte intensivdiätetische Therapie stellt den leichtesten und gleichzeitig bestmöglichsten Einstieg in eine wesentlich gesundheitsbewußtere Verhaltens- und Ernährungsweise dar. Und dabei kommt den allgemein verständlichen schriftlichen Darstellungen über die Praxis der Mayr-Lehre eine durch nichts zu ersetzende Rolle zu. Auf der einen Seite wird der erfahrene

Mayr-Arzt in der Sprechstunde alle von seinen Patienten jeweils individuell benötigten Ratschläge erteilen. Auf der anderen Seite wird die dazu geeignete Literatur, die für das Verständnis dieser Ratschläge erforderlichen, grundlegenden Zusammenhänge aufklären und damit die Voraussetzungen für das Verstehen und gute Gelingen schaffen. Dies gilt besonders auch für die der Kur anschließende Neuorientierung der Ernährungs- und Lebensweise.

In diesem Sinne ist jede allgemein verständliche Veröffentlichung über die Mayr-Lehre, die sowohl dem Arzt wie dem Patienten eine wirkungsvolle Hilfestellung vermittelt, auf das Wärmste zu begrüßen. Dies gilt auch für das vorliegende Buch von Dr. Bodo Werner. Dabei geht es dem Verfasser vor allem um zwei Aufgabenbereiche:

Zum einen um die Wiedergabe bestimmter grundsätzlicher und besonders wichtiger Erkenntnisse von Dr. F. X. Mayr, die wohl in den Ausbildungskursen für Mayr-Ärzte systematisch gelehrt werden, die aber zum Teil in der Öffentlichkeit noch so gut wie unbekannt sind.

Zum anderen geht es dem Verfasser um die Darstellung solcher biologischer und naturheilkundlicher Therapiearten, die sich ihm, in seiner Mayr-Sanatoriumspraxis, als fallweise eingesetzte Ergänzungsmethoden zur Mayr-Therapie gut bewährt haben.

In der Heilkunst zeigt sich der Meister stets in der Einfachheit und weisen Beschränkung in der Wahl seiner therapeutischen Mittel. Dies gilt besonders für den Mayr-Arzt. Besitzt er doch mit der Mayr-Therapie die großartige Möglichkeit, auf den gesamten Menschen in seiner leib-seelischen Einheit heilsam regulierend einzuwirken. Aber in einer Zeit, in der sich die Umwelt- und die Innenweltbelastung des Bürgers zunehmend schädigender auswirken, in einer Zeit, in der das Immunsystem eines erheblichen Prozentsatzes der Bevölkerung einen geschwächten Zustand aufweist und in einer Zeit, in der sich Allergien, Pilzbefall, Übersäuerung und viele andere, zuvor viel seltenere Krankheitsprozesse massenhaft vermehren, ist es oft unvermeidbar, mitsinnig zur Mayr-Kur wirkende Sekundärtherapien anzuwenden. Und für solche ergänzende Therapien sind aufschlußreiche Informationen ebenfalls notwendig und hilfreich.

In diesem Sinne begrüße ich auch im Namen der Gesellschaft der Mayr-Ärzte das Buch von Dr. Werner und wünsche ihm und seinen möglichst zahlreichen Lesern gutes Gelingen.

Maria Wörth-Dellach, im Frühjahr 1994

Medizinalrat Dr. Erich Rauch

1. Vorsitzender der Gesellschaft der Mayr-Ärzte

Einleitung

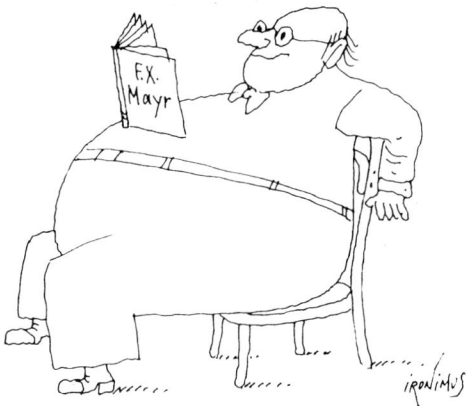

Haben Sie schon einmal etwas von der Mayr-Kur gehört? Sicher ja, denn sonst würden Sie kaum in dieses Büchlein schauen.

Sollte Ihre erste Information zur Mayr-Kur aus den Tageszeitungen der letzten Jahre stammen, dann haben Sie sicher genauso reagiert wie ich damals bei meinem ersten Kontakt.

Mayr-Kur =

● „ausgemahlene alte Semmeln mit Milch"

● „keine Vollwertkost, insbesondere kein Obst, kein Rohkostsalat"

● „Jo-Jo-Effekt, Gewicht runter – Gewicht wieder rauf"

● „keine Anerziehung langfristig sinnvoller Ernährungsumstellungen"

So lauten die gängigen Presse-Klischees. Immer, wenn Prominente in der traditionellen vorösterlichen Fastenzeit aus guten Gründen eine Mayr-Kur machen, ist die Presse voll mit diesen oberflächlichen Bewertungen. Aber mir selbst ging es nicht anders, als ich von meiner geschätzten Lehrerin in der Fußreflexzonenbehandlung, Frau Marquardt, zum ersten Mal von der Mayr-Kur hörte.

Als Vollwertenthusiast ging ich sofort auf die Barrikaden, als ich von Weißmehlsemmeln und Verzicht auf Rohkost hörte. Erst das Ergebnis der segensreichen Wirkung einer Mayr-Kur am eigenen Leibe hat mir die Augen geöffnet und ein weitergehendes Verständnis ermöglicht. Probieren geht über Studieren, auch wenn das Studieren oft am Anfang stehen muß.

Wenn Sie mit mir gemeinsam die folgenden sechs Kapitel diskutieren wollen, werden wir gewiß zur Klärung vieler Fragen kommen.

Dies Büchlein ist auf Anregung zahlreicher Patienten mit Absicht in leicht verständlicher Sprache und lockerer Form geschrieben. Deshalb muß zwangsläufig die wissenschaftlich exakte Formulierung zurücktreten.

Tabellen, Merkblätter und Informationen für Patienten sowie Detailinformationen sind der Übersichtlichkeit halber als Anhang gesondert beigefügt.

Den Neueinsteigern in der Mayr-Kur wünsche ich eine ebensolche Begeisterung damit, wie ich sie erfahren habe. Auch für die „alten Hasen" gibt es sicher einige neue Erkenntnisse. Allen Mayr-Anhängern jedoch seien an dieser Stelle vorab die grundlegenden Bücher von Medizinalrat Dr. Erich Rauch wärmstens ans Herz gelegt (Literaturverzeichnis).

Naturheilverfahren

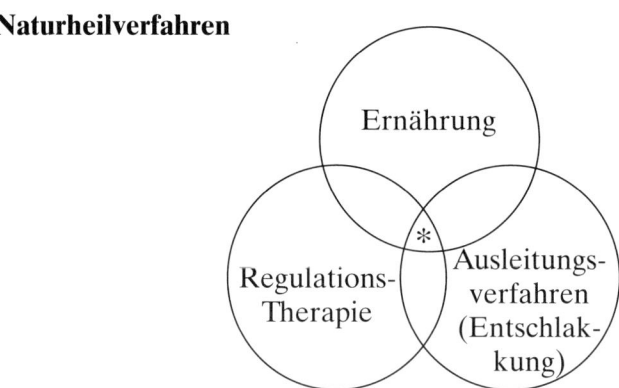

* Mayr-Therapie

Bad Hofgastein, im Sommer 1997

1 Die Mayr-Kur – ist sie tatsächlich die aktuelle Gesundheitsvorsorge?

1.1 Allgemeines

Das Wort „Kur" klingt recht angenehm und verheißungsvoll. In Verbindung mit dem Wort „Diät" erweckt es aber sicher bei den meisten von Ihnen negative Assoziationen wie: Verzicht, Hungern, Trübsal ...

Wenn ich nun gleich zu Beginn das Wort

„Genußsteigerung"

für Sie als Leitmotiv und Versprechen über die Mayr-Kur setze, werden Sie vielleicht ungläubig den Kopf schütteln. Zum Schluß des Büchleins, spätestens aber nach der ersten, selbst erlebten Mayr-Kur, werden Sie mir hoffentlich Recht geben. Nur ein gesunder frischer Körper kann wahren Genuß in qualitativ höchster Form auskosten. Diese Freude am edlen Geschmack, ungetrübt von Verdauungsbeschwerden, Gicht, Weichteilrheumatismus und sonstigen Hypotheken der Völlerei, möchten wir Ihnen wieder ermöglichen.

Wir leben nicht, um zu essen. Wir leben aber auch nicht, um nur zu arbeiten und zu hetzen. Bei allem Wohlstand haben viele von uns kaum noch Zeit, ihre Mahlzeiten in Ruhe einzunehmen. Sind dann nicht alle geschaffenen Werte nur ideell? Eine Atempause im hektischen Treiben und eine Neuordnung der Prioritäten im eigenen Leben ist bei vielen von uns sicher dringend nötig. Im Gegensatz zum primitiven „Fast Food" hat sich – natürlich von Italien aus – eine Bewegung unter dem Slogan „Slow Food" gebildet. Sie fordert das Recht der Menschheit auf Genuß ein und lehnt jede Hast und jeden Leistungsdruck beim Essen ab:

„Gut ist nur, was auch gut schmeckt,

und nur wer schmecken kann, kann auch genießen."

Damit sind wir schon mitten in der Mayr-Kur mit der Kau- und Geschmacksschulung eben durch die völlig zu Unrecht angefeindete Kursemmel. Wer den Mount Everest ersteigen will, muß auch mit kleinen Bergen beginnen. Wer die feinsten Geschmacksnuancen bester Weine differenzieren will, sollte entsprechend mit der Kursemmel als Trainingsmittel beginnen. Mehr soll die Kursemmel nicht bezwecken. Das alleine ist aber schon sehr viel. Wie freut man sich während und nach der Mayr-Kur über jede kleine Essenszulage. Wie köstlich schmeckt dann etwas Butter mit Steinsalz zur Semmel, was man sonst verächtlich ablehnen würde. Nicht nur der Darm, auch unser Geruchs- und Geschmackssinn werden nach einer Phase der Enthaltsamkeit regeneriert.

Warum widmen wir dem Darm eine solch große Aufmerksamkeit?

Der Darm ist für uns Menschen vergleichbar mit der Wurzel einer Pflanze. Durch diese „Wurzel"– unseren Darm – nehmen wir alle lebensnotwendigen Nährstoffe auf. Darüber hinaus scheiden wir aber auch einen Großteil der im Körper anfallenden Stoffwechselgifte über den Darm aus. Unser Körper und unsere geistige Verfassung können nur so gesund sein, wie unser Darm. Nicht umsonst hatten die arabischen Ärzte im Altertum den Satz geprägt:

„Der Tod wohnt im Darm".

Eine Regenerierung dieser „Wurzel" Darm läßt die ganze „Pflanze" Mensch aufblühen. Deshalb verzichten wir auch ganz bewußt auf zusätzliche Vitamin- und Mineralstoffzufuhr während der Mayr-Kur. Der durch die Darmsanierung erzielte Funktionsgewinn führt binnen weniger Wochen zum Ausgleich dieses Defizits und dann zur optimalen Versorgung aller Körperzellen. Wie viele Patienten kommen zu uns zur Kur und nehmen zu Hause jahrelang täglich eine handvoll Vitamin- und Mineralstofftabletten. Und der Erfolg? Sie haben trotzdem Mängel an diesen Vitalstoffen im Blut, obwohl sie die dreifache Menge als nötig davon verzehren. Ihr kranker Darm ist einfach überfordert. Er kann diese Stoffe nicht mehr aufnehmen.

Diese Patienten leiden Mangel trotz Überflußangebot.

Viele von uns sind zutiefst besorgt über jegliche Umweltverschmutzung, die uns gesundheitlich belastet. Leider vergessen wir allzugern unseren eigenen Beitrag zur Umweltverschmutzung. Auch unsere „Inwelt", unser Darminhalt, ist eigentlich noch Umwelt. Was sich im Darm befindet ist noch außerhalb unserer Blutbahn, steht den Körperzellen noch nicht zur Verfügung.

Die bei Gärungs- und Fäulnisprozessen im Darm entstehenden Giftstoffe sind oft wesentlich bedeutsamer als alle Umweltgifte zusammen. *Hier am eigenen Darm sollte unser auf die eigene Gesundheit bezogener Umweltschutz primär ansetzen.*

● **Der chronische Verdauungsschaden ist der Zivilisationsschaden Nr. 1**

Vergleichbar einer Pflanze, erfüllt unser Darm die Funktion einer „Wurzel". Er
– versorgt uns mit allen lebensnotwendigen Nährstoffen (sofern diese in der Nahrung enthalten sind)
– verhindert die Aufnahme schädigender Stoffe (sofern seine „Barrierefunktion" intakt ist)
– regelt die Ausscheidung von Abfallprodukten der Verdauung (sofern er nicht träge geworden ist durch ballaststoffarme Kost, zu wenig Flüssigkeitszufuhr und Bewegungsmangel).
Die Folgen sind dann Hauterkrankungen, Allergien bis hin zum Bronchialasthma, Zuckerkrankheit, Weichteilrheumatismus, Kopfschmerzen, Migräne, Rückenschmerzen, Infektneigung, Gallensteine, Hämorrhoiden, Zyklusstörungen der Frau, beschleunigte Abnutzung von Hüft- und Kniegelenken durch Stoffwechselübersäuerung und störfeldbedingte Drosselung der Blutzufuhr, Depressionen und Verhaltensstörungen bei Kindern.

Die Aufzählung ist noch lange nicht vollständig und ließe sich weiterführen. Natürlich ist der kranke Darm nicht die alleinige Ursache der genannten schweren Krankheiten. Diese werden wie bei einem Mosaik immer durch mehrere, gleichzeitig einwirkende Ursachen hervorgerufen. Einige ganz entscheidende Steinchen zu diesem „Mosaik Krankheit" steuert der kranke Darm bei.

„Kranker Darm = Kranker Mensch"

Diesen Leitsatz werden wir gemeinsam mit Inhalt füllen.

Diese Kurzformel bedeutet: Minderversorgung aller Körperzellen mit Vitalstoffen, Hunger trotz Überflußernährung. Sie bedeutet aber auch mangelnde Ausscheidungsfunktion, Selbstvergiftung des Körpers aus dem Darm, z. B. durch Gärungs- und Fäulnisprozesse. *Deshalb also gilt unser Hauptaugenmerk der Gesundheit des Darmes.*

Schauen Sie sich bitte folgende „Persönlichkeiten" in Abbildung 1 (S. 26) an. Sie sind geprägt von Funktionsstörungen des Darmes durch Fehlernährung. Die Ursache dieser Haltungsfehler sind Darmstörungen, die die in Abbildung 2 (S. 27) dargestellten Bauchformen hervorrufen:

Da helfen keine Ermahnungen wie: „Zieh den Bauch ein", „Stell Dich gerade hin", „Laß Dich nicht so hängen".

Es sind auch keine ästhetischen Beweggründe, die z. B. die „Enten-Dame" zu dieser Haltung veranlassen. Einzig und allein das Erfordernis, dem kranken Darm Platz zu verschaffen, zwingt den Körper, teilweise groteske Haltungen einzunehmen. Hier hilft nur eine Darmsanierungskur nach F. X. Mayr. Es gilt primär, die Ursachen dieses chronischen Verdauungsschadens abzustellen. Diese liegen in einer falschen Ernährung begründet. Vorrangig ist dabei nicht **was**, sondern **wie** wir essen.

Die fünf Kardinalfehler der Ernährung
beschrieb Dr. F. X. Mayr so:

Wir essen	● **zu schnell**
daraus resultierend:	● **zu viel**
leider auch:	● **zu oft** *(Zwischenmahlzeiten)*
meist beruflich bedingt:	● **zu spät** *(abends)*

und: ● **zu schwer verdaulich**
                                         (z. B. zu fett, fritiert, gebraten und
                                         zu viele Nahrungsmittel in einer
                                         Mahlzeit gemischt).

Wir setzen uns oft müde, abgehetzt und überquellend von Problemen des Tages zu Tisch. In dieser Verfassung kann unser Darm das Essen, selbst wenn alle oben genannten Fehler nicht gemacht werden, nur verzögert verdauen.

Unser Körper reagiert ganzheitlich. Alle Funktionen werden auf ein momentanes Ziel ausgerichtet, wie zum Beispiel *Nahrungsaufnahme, Kampf, Schlaf oder Sexualität.*

Wenn die Psyche müde ist, ist auch der Darm müde. Wenn wir wegen eines beruflichen Problems erregt sind, dann ist bei vielen der Magen wie zugeschnürt. Manche Menschen können zwar essen, aber nicht normal gut verdauen. Und alles, was nicht in kürzester Frist vollständig verdaut wird, schnappen uns wie bei einem Wettlauf mit der Zeit, Darmbakterien und Pilze weg. Diese erzeugen dann giftige Abfallprodukte.

Wohlbemerkt, wir sind noch gar nicht bei dem Problem, **was** wir essen!

Das ist natürlich auch nicht bedeutungslos. Nur wird diese Frage von vielen Ernährungswissenschaftlern zu einseitig gesehen. Das ist der eigentliche Grund für viele Mißverständnisse zwischen Vollwertkost und Mayr-Kur.

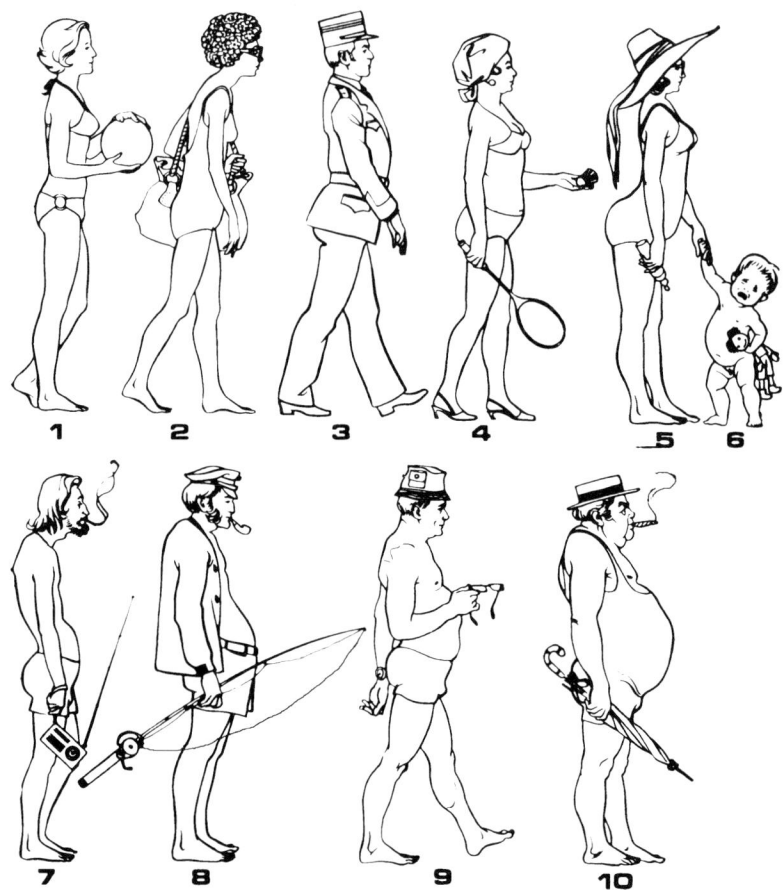

Abb. 1: Diagnostik am Badestrand (entnommen aus: Rauch, E.: Diagnostik nach F. X. Mayr. 8. Aufl., Karl F. Haug Verlag, Heidelberg 1993)

Alle Figuren von 2–10 sind sicher verdauungsgeschädigt und durch Darmreinigung wesentlich verbesserungsfähig!

  1. Normalhaltung
  2. Anlaufhaltung, beginnender Kotbauch
  3. Habtachthaltung, beginnender Gasbauch
  4. Habtachthaltung, entzündlicher Kotbauch
  5. Entenhaltung, schlaffer Kotbauch
  6. kindlicher Gasbauch
  7. lässige Haltung, eiförmiger Gasbauch
  8. Sämannshaltung, schlaffer Kotbauch
  9. beginnende Großtrommelträgerhaltung, Gas-Kotbauch
10. Großtrommelträgerhaltung, Gas-Kotbauch.

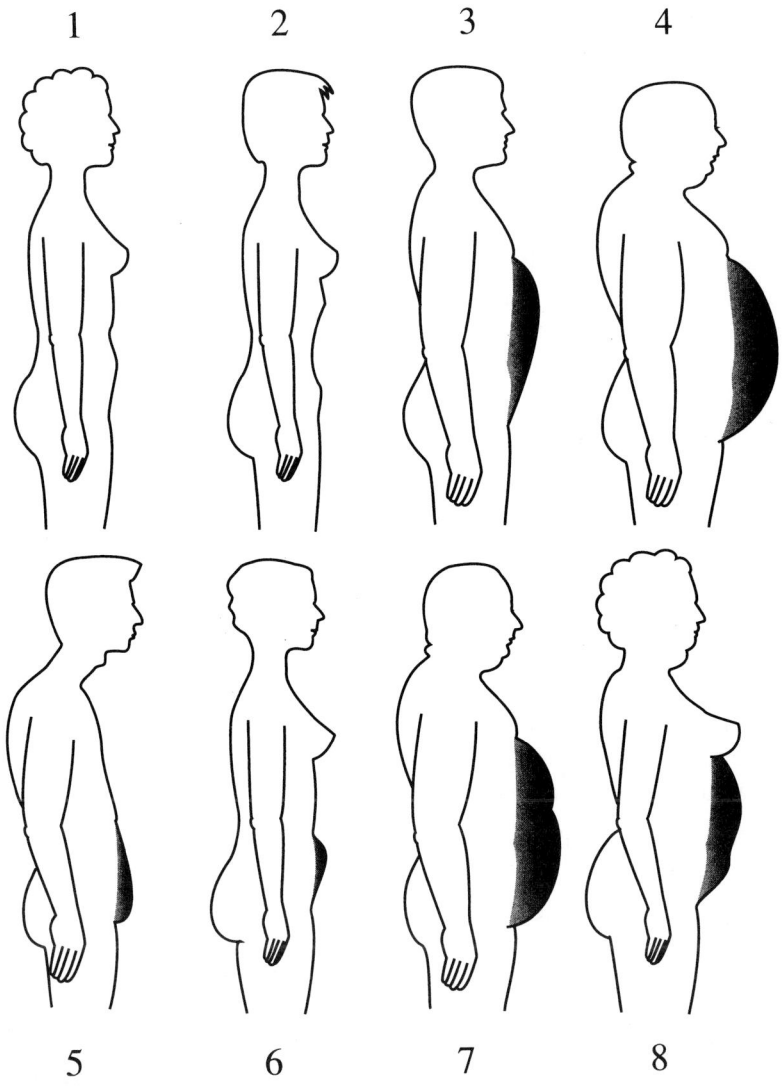

Abb. 2: Verschiedene Bauchformen nach F. X. Mayr (entnommen aus: Rauch, E.: Die F. X. Mayr-Kur ... und danach gesünder leben. Karl F. Haug Verlag, Heidelberg 1991)

1 Normalbauch
2 Entzündlicher Kahnbauch
3 Eiförmiger Gasbauch
4 Kugelförmiger Gasbauch

5 Schlaffer Kotbauch
6 Entzündlicher Kotbauch
7 Gas-Kotbauch
8 Entzündlicher Gas-Kotbauch

Der Kernsatz der Mayr-Therapie bringt hier Klarheit:

Ernährung ist das Produkt aus zwei Faktoren, dem Faktor Nahrung und dem Faktor Verdauung – als Kurzformel:

● **Ernährung = Nahrung + Verdauung**

Die beste Verdauung nützt uns nichts, wenn wir nichts zu verdauen haben, wie z. B. die Hungernden in Afrika. Ebenso nützt uns die beste vitaminreiche Rohkost nichts, wenn sie abends spät gegessen wird und von dem schon ermüdeten Darm nicht verdaut wird. Hufeland sagte schon:

Wir leben nicht von dem, was wir essen, sondern von dem, was wir verdauen.

Nach F. X. Mayr ist es immer noch wichtiger:

– **in welchem Zustand** wir uns zur Mahlzeit setzen
– **wie oft** wir essen
– **wann** wir essen – als das,
– **was** wir essen.

Wie man essen sollte, um alle Verdauungsvorgänge zu aktivieren, ist in den folgenden Regeln der **Eßkultur nach Mayr** kurz zusammengefaßt:

1. Essen Sie in Ruhe!
   Wenn Sie keine Zeit haben, dann trinken Sie nur etwas und verzichten auf die Mahlzeit. Eine Auswertung der unliebsamen Vorkommnisse des Tages beim Abendessen oder die Katastrophenmeldungen der Nachrichtensendung fördern die Umstellung ihres Körpers auf Ruhe und Verdauung keinesfalls.
2. Nehmen Sie erst einmal nur eine kleine Portion auf den Teller. Aus traditionellen Gründen fühlen Sie sich andernfalls genötigt aufzuessen (damit es „gutes Wetter gibt"!), obwohl Sie eigentlich schon vorher satt wären.
3. Nehmen Sie nur kleine Bissen in den Mund. Erstens sieht es vornehmer aus und zweitens erleichtert es das gründliche Kauen.

4. Genießen Sie jeden Bissen intensiver durch gründliches Kauen und Schmecken!
5. Verschieben Sie Ihre eigenen Wertvorstellungen betreffs „Genuß" von der Menge hin zur Qualität!
6. Beenden Sie das Essen beim Sättigungsgefühl und nicht erst beim Völlegefühl! Durch die verzögerte Aufnahme der Nahrung in die Blutbahn kommt die richtige Sättigung erst etwas später.

Weitere Schonungsprinzipien für Ihren Darm sind die folgenden Hinweise zum Problem, **wann** und **wie oft** wir essen sollen:

Ein schweres Abendessen ist viel schädlicher als ein gleiches Mahl zu Mittag. Spät abends, evtl. noch mit gärungsfreudigen Kohlenhydraten und Rohkost sowie Alkohol nach dem Essen eingenommen, bleibt es bis gegen 2 Uhr unverdaut im Magen liegen. Nach dieser „Inkubationszeit im Brutkasten" bei 37° C haben sich massiv Giftstoffe im Magen gebildet. Ab 2 Uhr beginnen dann die Verdauungsorgane dieses unappetitliche Gemisch zu zersetzen und zu resorbieren. Der Höhepunkt der Selbstvergiftung ist dann gegen Morgen erreicht. Müde und zerschlagen wachen Sie auf – „frühstücken – nein danke, ich kann nicht."

Bis nachmittags hat Ihre Leber die Gifte soweit abgebaut, daß Sie leichten Appetit verspüren. Und abends geht's dann wieder auf ein Neues! Diesen Teufelskreis sollten Sie unbedingt durchbrechen. Halten Sie Ihr Abendessen knapp und nehmen Sie es möglichst bis 18 Uhr ein (wer Nachtmensch ist, auch etwas später).

Zwischenmahlzeiten sind Gift im Getriebe der Verdauung, da sie in einen nicht völlig entleerten Magen kommen. Sie fallen zwangsläufig der Gärung oder Fäulnis anheim. Eine Ausnahme ist es, wenn Ihre „Hauptmahlzeit" so klein ist, daß der Magen nach $2\frac{1}{2}$ Stunden schon wieder leer ist. Dieser Fall dürfte aber eine seltene Ausnahme darstellen. Im allgemeinen sollten wir unseren Körper so trainieren, daß wir mit zwei Hauptmahlzeiten morgens und mittags und einer kleinen Mahlzeit zum Abend auskommen. Zur Bedeutung der Frage, **was** wir essen, bringt Dr. Kojer ein sehr schönes Beispiel in den Mayr-Ärzte-kursen: Es ist müßig, sich darüber zu streiten, ob Buchen- oder Fichtenholz ein besseres Feuer ergibt. Vielmehr müssen wir erst einmal unseren Ofen überprüfen, ob er gut zieht und das heißere Buchenholzfeuer auch verträgt.

Wir können unseren Darm also nur dann mit hochkarätiger Vollwertkost füllen, wenn er diese auch ohne Blähungen, ohne Aufstoßen, Sodbrennen, Völlegefühl oder Durchfall verarbeiten kann. Die Rohköstler und die Anhänger von kohlenhydratreicher Kost laufen bei Übertreibung Gefahr, durch Gärung geschädigt zu werden. Die Anhänger einer eiweißreichen Zivilisationskost (Fleisch- und Wurstwaren sowie Käse, Ei und Fisch) dagegen neigen mehr zu Fäulnisabläufen im Darm. Ob Teufel oder Belzebub, ob Gärung oder Fäulnis, das Ergebnis ist das gleiche:

Selbstvergiftung des Körpers aus dem Darm

Bei Gärung durch nicht richtige Verdauung entstehen Fuselalkohole, so daß bis 0,5 Promille Blutalkoholspiegel durch übertriebene Rohkosternährung entstehen können. Die Attribute sind dann Schnapsnase und gerötete Wangen, obwohl der gesundheitsbewußte Rohköstler vielleicht völlig abstinent lebt. Schon aus diesem Grunde kann man im Straßenverkehr nicht die 0 Promille-Grenze für den Blutalkoholspiegel einführen. Diesen Menschen würde bitter Unrecht getan. Ja, und die Fäulnis? Die sehen Sie dem armen Fleischesser, der zuviel davon ißt, schon an: Graue Hautfarbe, müder Blick. Ein fauliger Mundgeruch strömt Ihnen entgegen. Skatol, Indol, Cadaverin und Putreszin heißen die Leichengifte, die er abatmet und ausschwitzt. Die US-Weltraumbehörde NASA hat in der Atemluft etwa 800 verschiedene giftige Stoffe nachgewiesen. Sie entstehen überwiegend im Darm.

Bewußt wurden hier seltene Extreme skizziert. Die meisten von uns bewegen sich zwischen diesen beiden Polen mit Bevorzugung der einen oder anderen Richtung. Ganz ideal in der Mitte sind die wenigsten Zivilisationsmenschen.

Welche Grundsätze hat nun der steirische Arzt Dr. Franz Xaver Mayr (1875–1965) uns als Vermächtnis hinterlassen? Was verstehen wir eigentlich unter der nach ihm benannten Kur?

1.2 Grundprinzipien der Mayr-Kur

Eine F. X. Mayr-Kur ist jede Kur, bei der die folgenden drei Grundprinzipien der Therapie nach Mayr: **Schonung – Säuberung – Schulung** gleichzeitig, individuell richtig und ausreichend lange zur Anwendung kommen.

Grundprinzip: Schonung des Darmes

Diese erfolgt durch vorübergehende Einschränkung der Nahrungszufuhr und eine Monotonie der Ernährung. Egal, ob Sie die strenge Form, das Teefasten, die mildere Form der Milchdiät oder danach die Milde Ableitungsdiät nach Rauch/Mayr [48] wählen, alle diese Kostformen erfüllen das Prinzip der Schonung. Die Menschen heute sind nicht mehr so vital wie vor 50–70 Jahren. Immer weniger vertragen die strengen Formen der Intensivdiätetik (Fasten). Das Fasten vergleicht unser verehrter Lehrer, Herr Dr. Kojer, mit dem kürzesten, aber steilsten Weg auf einen Gipfel. Diesen Weg müssen Sie als Patient aber selbst gehen. Wir als Ihre Ärzte können Ihnen diesen Weg zeigen, Sie bei der Hand nehmen und hinauf begleiten. Ihr Arzt kann aber nicht der Esel sein, der Sie hinaufträgt, wie Dr. Kojer treffend formulierte. Wenn man sich freiwillig oder notgedrungen für einen weniger steilen Weg entscheidet (Milchdiät, erweiterte Milchdiät mit Zulagen oder Milde Ableitungsdiät), dann ist es klar, daß der Aufstieg entsprechend länger dauert. Wer 4 Wochen Kur absolviert, davon zwei Wochen fastet und danach zwei Wochen Milchdiät einhält, erreicht in dieser Zeit tatsächlich mehr als bei durchgängiger Milchdiät über vier Wochen. Wer mit dem sanften Weg das gleiche Resultat erreichen will, muß entsprechend länger auf dieser Stufe bleiben.

Noch krasser wird es, wenn bei sehr schlanken darmgeschädigten Personen von Beginn an nur die Milde Ableitungsdiät möglich ist und keine strengere Form. Dann muß sich die Behandlung über Monate erstrecken. Eine solche „Millimetertherapie" erfordert viel Fingerspitzengefühl vom Behandler und Durchhaltevermögen des Patienten. Aber nur so kann den verdauungsschwachen Atrophikern (schwächliche Personen) überhaupt zur Darmgesundheit verholfen werden. Andere Fastensysteme können diesen Patienten überhaupt nicht helfen, sie sind nur für Übergewichtige konzipiert. Die „kranken Schlanken" werden überhaupt immer häufiger. Die Behandlung dieser Patientengruppe ist eine Domäne der Mayr-Kur und auch der Hay'schen Trennkost. Vom diagnostischen Repertoire her ist die Lehre F. X. Mayrs jedoch eine ganzheitliche, tiefgründige Methode, die andere Ernährungssysteme, wie z. B. die Hay'sche Trennkost, mühelos integrieren kann. Sie ist absolut nicht nur auf Milch und Semmel festgelegt. Die epochale Bedeutung Mayrs liegt nicht so sehr in seiner Therapie, also der Kur, sondern vielmehr in seiner vielschichtigen, exakten klinischen Diagnostik (Kojer).

Grundprinzip: Säuberung des Darmes

Sie erfolgt durch die Berieselung mit einem salinischen Wasser, dem Bitterwasser. Dieses besteht aus Magnesiumsulfat und spült die mehrere Hundert Quadratmeter große innere Darmoberfläche von jahrelang dort haftenden Schmutzresten frei.

Die manuelle *ärztliche Bauchbehandlung* ist ein Spezifikum der Mayr-Kur. So oft wie möglich, am besten täglich, wird vom

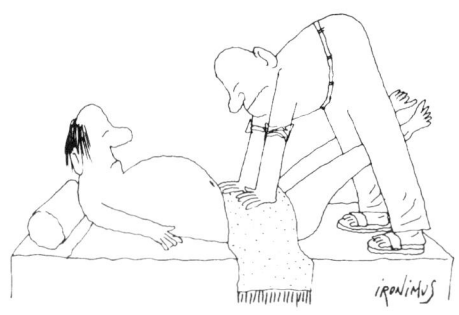

Arzt durch sanfte Handgriffe der Bauchraum untersucht und der Kurverlauf beurteilt. Gleichzeitig wird durch eine manuelle Unterstützung der Ausatmung des Patienten die Sauerstoffversorgung des gesamten Körpers verbessert. Schwerpunkt ist auch eine gezielte Entstauung der Leber und der Dünndarmwurzel im Sinne einer Lymphdrainage im Bauchbereich. Der Darm wird dabei zur Selbstreinigung angeregt und gestrafft oder bei vorbestehenden Verkrampfungen beruhigt.

Sie entgiften aber in der Mayr-Kur Ihren Körper auch über die anderen Ausscheidungsorgane Niere, Haut und Lunge. Zur Entlastung der Nieren soll reichlich getrunken werden (2–4 Liter täglich, je nach Körpergewicht). Zu bevorzugen sind stille mineralstoffarme Quellwässer. In zweiter Linie sollten dünn gebrühte, „blonde" Heilpflanzentees Verwendung finden.

Ein bis zu 50 kg schwerer Mensch sollte in der Kur mindestens 2 Liter, ein über 50 kg schwerer 3 Liter und ein über 90 kg schwerer mindestens 4 Liter pro Tag trinken.

Am besten eignet sich gutes Quellwasser (in unserem Hause aus den Wasserleitungen, welche ungechlortes Wasser führen), zwischendurch warme, ungesüßte Kräutertees und nur selten Mineralwasser (Kohlensäure in der Kur ist nicht sehr bekömmlich). Das Trinken sollte außerhalb der Mahlzeiten erfolgen, d. h. bis 15 Minuten vor dem Essen. Verboten sind: Alkoholika, Fruchtsäfte, Bohnenkaffee, säuernde Tees (Hagebutten-, Malven-, Früchtetee) und schwarzer Tee.

Fastenkuren sind auch Trinkkuren!

Nur wenn Sie ausreichend trinken, nehmen Sie im gewünschten Maße ab und verhindern Kurkrisen! Da die Niere das Anfluten großer Säuremengen aus dem Bindegewebe nicht neutralisieren kann, ist die Einnahme von Basenpulver zusätzlich nötig. Die genauen Details finden Sie im Anhang (Punkt 12.3).

Um die Ausscheidung über die Haut zu fördern, sind Trockenbürstenmassagen, Wechselduschen, Auslaugebäder und Sauna zu empfehlen. Ob Sie ein konsequenter Mayr-Kurpatient sind, sieht Ihr behandelnder Arzt an Ihrer Zunge. Sie hat meist einen typischen Belag, wenn gefastet wird. Auch Ihr Atem hat einen typischen säuerlichen Ketongeruch beim Fasten. Ein Stück Sacher-Torte oder Tiramisu „heimlich" gegessen, lassen diese typischen Kurzeichen verschwinden. Was sagen Sie dann Ihrem Arzt? Da bleibt Ihnen nur noch die Ausrede, Sie hätten die Zunge mit der Zahnbürste bearbeitet und ein Mundwasser benützt. Nun ja, Spaß beiseite und forschen Schrittes weiter in der Mayr-Kur.

Dosierte körperliche Bewegung fördert die Abatmung flüchtiger Giftstoffe über die Lunge. Sportlich überfordern sollten Sie sich aber keinesfalls. Wenn Sie sich nach einer anstrengenden Arbeitsphase zu Hause dann am Kurort ein paar Tage richtig gehenlassen wollen, schlafen, faulenzen, die Seele baumeln lassen, so tun Sie dies. Auch das fördert den Kurerfolg.

Grundprinzip: Der Kauvorgang und die Schulung des Darmes

Dies ist das Hauptspezifikum der Mayr-Kur. Wir wollen keine kurzfristige Gewichtsreduktion, keinen Jo-Jo-Effekt. Wir wollen genau das, was andere Ernährungswissenschaftler bei uns scheinbar vermissen. Wir wollen langfristig bessere Ernährungsgewohnheiten anerziehen. Dies kann man aber nicht nur mit Regeln und Verboten erreichen. Vielmehr müssen Sie den „Aufpasser" in Ihrem eigenen Körper wieder wecken! Ihr feiner Geschmack soll nach der Kur unpassende Nahrungsmittel (z. B. zu süß) ablehnen. Ihr wiedererwachter Sättigungsreflex soll Sie zum rechtzeitigen Aufhören veranlassen. Der gründliche, ruhige Kauvorgang ist der entscheidende Auslöser dafür. Deshalb lehnen wir Mayr-Ärzte es ab, wenn Patienten ausschließlich Teefasten wollen. Wir bestehen auf einer gewissen Dauer der Milchdiät mit Schwerpunkt Kauschulung. Horace Fletcher aus den USA hat allein damit seine schwere Erkrankung geheilt. Vor 70 Jahren gelang es ihm, durch 70maliges Kauen jedes Bissens seiner Nahrung, diese optimal zu verdauen und auszunutzen. Durch die zwangsläufig geringere Gesamtmenge der Nahrung blieben keine unverdauten Reste im Darm übrig. Somit entfielen auch die Hauptursachen für Giftentstehung im Darm, Fäulnis und Gärung. Mit weniger als der Hälfte der von Wissenschaftlern damals für nötig gehaltenen Kalorienmenge kam er aus und lief sogar die Marathondistanz. Seine Energiebilanz (Nahrungszufuhr in Vergleich zur körperlichen Leistung und Wärmebildung) wurde unter strengen Laborbedingungen wissenschaftlich untersucht und dieses scheinbare Wunder bestätigt. Neuere biochemische Erkenntnisse über den Energieverlust durch unnötige Stoffwechselarbeit bei falscher Nahrungszusammensetzung erklären diese Erfolge Fletchers. Das **Wie** des Essens, das Sehen, Riechen und Schmecken der appetitlichen Speise mit großem Vergnügen, das ist der wichtigste Garant für die Bekömmlichkeit. Deshalb also zelebrieren Sie in der Kur das übertrieben gute Kauen an einer abgelagerten Semmel. Soviel ernährungsphysiologische Kenntnisse dürfen Sie bei uns Mayr-Ärzten schon voraussetzen, daß wir Ihnen die Semmel nicht als ideale Dauernahrung anbieten.

Wie sieht unsere Kauschulung nun konkrekt aus?

Eine der wichtigsten Maßnahmen in der Kur ist das extrem gute Kauen, das totale Verflüssigen der Nahrung im Mund und das intensive Vermischen derselben mit Speichel.

Dadurch werden verschiedene, wichtige Funktionen erfüllt:

Darmsanierung: So wie die Ruhigstellung durch den Gipsverband die einzige Therapie für den gebrochenen Arm dargestellt, so kann der funktionsgestörte, gereizte und überforderte Darm ebenfalls nur durch zeitlich begrenzte Schonung ausgeheilt werden. Die beste Schonung des Verdauungstraktes ist das strenge Fasten. Aber auch extrem gutes Kauen und Einspeicheln einer ballast- und reizstofffreien Schondiät setzen den Heilprozeß in Gang, da der Darm nicht mehr mit Verdauungsleistung und Schadstoffen belastet wird.

Kauschulung: Durch langsames Essen und bewußt übertrieben gutes Kauen während der Kur sollten Sie Ihr Unterbewußtsein so programmieren, daß Sie auch nach der Kur zu Hause die entsprechende Eßdisziplin beibehalten. Denn: Gutes Kauen steht an erster Stelle vernünftiger Ernährung. Es ist besser, ein denaturiertes Essen gut gekaut, als Vollwertkost schlecht gekaut zu sich zu nehmen.

Sättigungsreflex: Falsche Eßgewohnheiten lassen schon in frühen Jahren den Sättigungsreflex verlorengehen – man ißt bis zum Völlegefühl. Durch das bewußte Kauen in der Kur lernt man den Sättigungsreflex wieder zu verspüren. Diesen Reflex sollten Sie bewußt kultivieren, indem Sie die Mahlzeit bei seinem ersten Anzeichen beenden. Auch zu Hause im Alltagsleben sollten Sie sich strikt an diese Erkenntnis halten.

Wer seine Mahlzeit (sofern sie biologisch möglichst vollwertig ist) gut kaut und beim Sättigungsgefühl beendet, benötigt keine Kalorientabelle. Sein Körper wird von selbst sein individuelles Idealgewicht einstellen.

Hungergefühl: Wer in der Kur von Anfang an entsprechend gut kaut, verliert sehr rasch das Hungergefühl und das Fasten wird ihm leicht fallen. Schlampiges Kauen und rasches Essen lassen das Hungergefühl weiter bestehen, erschweren die Kurdurchführung und blockieren die Kurwirkung.

Speichel: Das übertrieben gute Kauen verbessert die Speicheldrüsenfunktion und Fermentaktivität des Speichels.

Die Kursemmel ist das Fitneßgerät für den Kauapparat und die Speicheldrüsen.

Wie soll gekaut werden?

Teefasten: Basenbrühe und mit Honig gesüßte Kräutertees sollen löffelweise eingenommen und mit Speichel intensiv im Mund vermengt werden. Wasser und ungesüßte Kräutertees dürfen getrunken werden.

Milch-Semmel-Diät: von der Kursemmel-Scheibe ein kleines Stück abbeißen, ca. 50 mal bis zur völligen Verflüssigung kauen (ohne dabei unbewußt zu schlucken!), dann einen Teelöffel der verordneten Flüssigkeit (Milch, Malzkaffee, Haferschleim usw.) mit dem Semmel-Speichel-Brei vermischen und schließlich schlucken. Beim ersten Sättigungsreflex die Mahlzeit beenden,

d. h. Semmel und Flüssigkeit stehenlassen! Besteht nach einer Kursemmel – trotz besten Kauens – noch immer ein Hungergefühl, kann die Mahlzeit fortgesetzt werden.

Pro Bissen eingespeichelter Semmel soll ein Teelöffel der verordneten Flüssigkeit genommen werden. Für eine Kursemmel benötigt man ca. 30 Minuten und etwa $1/2$ bis $3/4$ Tasse Milch.

Milde Ableitungsdiät nach Rauch/Mayr [48]:

Sie besteht aus speziell ausgewählten und leicht verdaulichen, biologisch möglichst hochwertigen Lebensmitteln, in einfachster und bekömmlichster Weise zubereitet. Weich gekochte Lebensmittel sind viel schwerer zu kauen als die Kursemmel, müssen aber um so bewußter vor dem Schlucken völlig verflüssigt und intensiv eingespeichelt werden.

Auch hier gilt: Beim Sättigungsreflex aufhören, auch wenn verlockende Speisen noch auf dem Teller verbleiben.

Konversation

Führen Sie bitte während der Kur keine Tischgespräche! Sprechen und Kauen sind gleichzeitig nicht möglich. Konzentrieren Sie sich bitte ganz auf das Kauen und verlegen Sie die Gespräche auf die Zeit außerhalb der Mahlzeiten. Sie blockieren durch das Sprechen beim Kauen Ihren Kurverlauf und den Ihres Ansprechpartners, der sich bemüßigt fühlt, Ihnen zu antworten und aus Höflichkeit vorzeitig schlucken muß.

1.3 Diätstufen

Folgende mögliche Diätstufen während der Mayr-Kur können zur Anwendung kommen:

Stufe 0: Teefasten

Früh: Kräutertee
Mittag: Basenbrühe
Abend: Kräutertee

Der Kräutertee kann mit etwas Honig gesüßt und mit etwas Orangensaft geschmacklich verbessert werden. Honig und Orangensaft sind aber aus ärztlicher Sicht nicht notwendig, sondern stellen eher ein Zugeständnis an das Geschmacksempfinden des Kurgastes dar. Wenn Sie Honig nehmen, so sollten Sie dies in kleinen Mengen tun und in diesem Fall den Tee löffelweise nehmen, damit der Honig im Mund eingespeichelt und verdaut werden kann. Sollten Sie eine innere Abneigung gegenüber Basenbrühe haben oder aufgrund Ihrer Konstitution die Kur salzlos durchführen müssen, nehmen Sie bitte zu Mittag statt der Basenbrühe einen Kräutertee.

Stufe 1: Milch-Semmel-Diät

Früh: Milch-Semmel
Mittag: Milch-Semmel
Abend: Kräutertee

Wer richtig ißt, benötigt maximal zwei Semmeln und $1/4$ Liter Milch. Entscheidend ist die Eßdisziplin. Allein dadurch ist die Nahrungsmenge pro Mahlzeit aus Zeitgründen limitiert. Sicher tritt Ihr Sättigungsgefühl bereits vor Verzehr dieser Menge ein. Sie sollten dann sofort aufhören zu essen! Statt Milch können Sie auch Sauermilch, Joghurt oder Malzkaffee wählen. Sie sollten sich jedoch zu Kurbeginn entscheiden. Sie können einmal wechseln, sollten aber dann möglichst bei einer Form bleiben. Dies ist deshalb erforderlich, weil die Monotonie einen wichtigen Heilfaktor in der Kur darstellt.

Bei Milchunverträglichkeit bekommen Sie ärztlich statt Milch Malzkaffee, Haferschleim, Ziegen- oder Sojamilch und Semmeln verordnet. Bei Weizenunverträglichkeit ist ein Ausweichen auf Reisbrot möglich. Bei starkem Hunger können Sie auch abends eine Kursemmel essen. Für eventuelle Schwächeanfälle bei Wanderungen (die nicht zu ausgedehnt sein sollten) ist eine Kursemmel als „eiserne Reserve" erlaubt. Dies sollte aber der Ausnahmefall sein. Meist hilft hier ein Stück Kalmuswurzel, langsam im Munde zerkaut.

Stufe 2: Eiweißzulage

2.1 Früh: Milch-Semmel mit Butter oder Vitaminaufstrich
     Mittag: Semmel mit Eiweißzulage oder Butter
     Abend: Tee und Semmel

Eiweißzulage: Topfen, geräuchertes Forellenfilet, Putenbrust, Rinderschinken, Ziegenkäse oder Vitaminaufstrich

Statt der Eiweißzulage können Sie auch Gofio essen (einmal täglich), bekommen dann aber nur diesen und eine Kursemmel für die Mahlzeit. Weitere Änderungen in dieser Diätstufe werden ärztlich verordnet.

2.2 Früh: Milch-Semmel mit Butter oder Vitaminaufstrich
     Mittag: Semmel mit Eiweißzulage und Basensuppe
     Abend: Tee und Semmel

Stufe 3: Milde Ableitungsdiät nach Rauch/Mayr [48]

3.1 Früh: Milch-Semmel mit Butter oder Vitaminaufstrich
     Mittag: Milde Ableitungsdiät 1
     Abend: Semmel und Eiweißzulage oder Butter

Bei der milden Ableitungsdiät können Sie sich für das normale milde Ableitungsdiät-Menü oder für das vegetarische Menü entscheiden.

3.2 Früh: Milch-Semmel mit Butter oder Vitaminaufstrich
     Mittag: Milde Ableitungsdiät 2 (mengenmäßig mehr als 1)
     Abend: Basensuppe, Semmel und etwas Eiweißzulage oder Butter

3.3 Früh: vorsichtiger Beginn mit Haferflockenmüsli
     Mittag: geringe Portion grüner Salat vor dem Mittagessen, milde Ableitungsdiät 3
     Abend: Basensuppe, Semmel und Eiweißzulage oder Butter

Anmerkung: Wir verzichten während der Kur bewußt auf die Prinzipien der Trennkost nach Hay (Anhang 13.), da geringe Mengen, schonende Zubereitungsverfahren und gründliches Kauen ohnehin eine optimale Verdauung gewährleisten.

1.4 Kurdauer und Kurvorbereitung

Wieviel Zeit sollten Sie sich nun für Ihre erste F. X. Mayr-Kur nehmen?

Um den Zeitfaktor aus der Sicht Ihres Körpers und nicht Ihres aktuellen Terminkalenders zu beleuchten, möchte ich etwas weiter ausholen.

Es gab Patienten, die zu Prießnitz nach Gräfenberg in Oberschlesien vor 150 Jahren noch mit dem Pferdewagen aus St. Petersburg für 3 Jahre (!) zur Kur fuhren. Zu Dr. Mayr wurde ein junger Mann von seinem Vater aus den USA für $1^1/_2$ Jahre zur Kur geschickt.

6, 8, 12 Wochen waren vor 50 Jahren durchschnittliche Kurzeiten. Dann wurde die Zeit, die das Leben den Patienten ließ oder die ihnen ihre Gesundheit wert war, immer kürzer. 4 Wochen waren die Norm bis vor wenigen Jahren. Heute sind wir schon froh, wenn sich die Patienten 3 Wochen Zeit nehmen. Viele kommen gar nur für 2 Wochen oder 10 Tage. Das sind nur Kurzbehandlungen und keine Kuren.

Natürlich können Sie in 10 Tagen Ihren Darm entleeren und etwas an Gewicht verlieren.

Heilungsvorgänge, Entschlackung der Körpergewebe, Regulationen Ihres vegetativen Nervensystems zurück zur Mittellage zwischen Erregung und Erschlaffung, all diese Effekte einer richtigen Kur können Sie in 10 Tagen oder 2 Wochen nicht erreichen. Eine kleine Ausnahme sind Patienten, die seit vielen Jahren regelmäßig jährlich Fastenkuren machen. Bei diesen Patienten ist der Stoffwechsel schon so trainiert, daß sie ohne Kurkrisen sofort effektiv auf Entschlackung umschalten können. Wenn solche Fastenprofis zu Hause 1 Woche Vorkur machen, dann bei uns stationär 2 Wochen streng teefasten und dann zu Hause ambulant bei voller Arbeitsfähigkeit die Darmsanierungskur über 4–5 Wochen ausklingen lassen, ist das manchmal in Ordnung. Nur, viele schaffen eben im häuslichen Milieu den Kureinstieg und die strenge Fastenphase nicht. Übrigens ist der Begriff **„Fasten"** nur für **„freiwilliges Nichtsessen"** reserviert. Milchdiät und andere mildere Diätkostformen sind nicht *„Fasten"*, bestenfalls als *„Fasten ohne zu fasten"* zu bezeichnen. Für alle anderen jedoch, die gesundheitliche Probleme haben oder sich richtig erholen wollen, sind solche Kurztrips uneffektiv.

Wenn Sie die Aufwand-Nutzen-Rechnung für Ihre persönliche Investition „Mayr-Kur" anstellen wollen, dann bedenken Sie bitte, daß 1 x 3 Wochen effektiver sind als 2 x 2 Wochen Mayr-Kur in einem Jahr. Die 3. Woche ist die *entscheidende!* Dann beginnt die Entschlackung Ihres Bindegewebes und die psychische Regeneration.

Wenn Sie die erste Kurwoche nicht verschenken wollen, sollten Sie eine optimale **Kurvorbereitung zu Hause** schon beginnen.

Um einen möglichst sanften Kureinstieg ohne Krisenreaktionen zu sichern, empfehlen wir Ihnen folgendes Vorgehen:

1 Woche vor Kurbeginn:
- keine Rohkost essen
- nur eine leichte Abendmahlzeit möglichst vor 18 Uhr einnehmen.

3 Tage vor Kurbeginn: morgens Bitterwasser trinken (Magnesiumsulfat = Bittersalz; ist in der Apotheke erhältlich), wie im Kapitel 2 beschrieben. Sollten Sie die flüssige Darmentleerung beruflich oder wegen der Anreise nicht tolerieren können, beginnen Sie erst bei uns mit dieser sehr wichtigen Ausleitungsbehandlung.

1 Tag vor Kurbeginn: Bitte unbedingt ein üppiges „Abschiedsessen" vermeiden, Sie müssen sonst möglicherweise mit einer schweren Kurkrise dafür büßen. Diesen kulinarischen Höhepunkt vor der Kur sollten Sie, wenn er schon sein muß, eine Woche vorher „zelebrieren".

Wenn Sie so sanft in die Kur hineingeglitten sind, sollten Sie diese Erholungsphase möglichst lange nutzen.

Ihr vegetatives Nervensystem ist vergleichbar mit den Zügeln eines Reitpferdes. Wenn Sie ständig den einen Zügel (= Sympathikus, stellt Ihren Körper auf Leistung ein) straff halten, dann geht Ihr Pferd nicht mehr geradeaus. In der Kur können Sie den anderen Zügel (= Parasympathikus, stellt Ihren Körper auf Erholung ein) wieder richtig einsetzen. Diesen Ausgleich Ihrer Körperregulation (z. B. bei Bluthochdruck) erreichen Sie aber erst nach 3–4 Wochen.

Deshalb hat die „Gesellschaft der Mayr-Ärzte" jetzt verbindliche Festlegungen im Interesse Ihres Kurerfolges getroffen.

Jede stationäre **„Diagnostik und Therapie nach Mayr"** darf sich nur dann **„Stationäre Vollkur nach Mayr"** nennen, wenn sie vier Wochen oder länger dauert.

Bei drei Wochen Dauer ist die Bezeichnung **„Stationäre Normalkur nach Mayr"** zulässig. **„Stationäre Kurzbehandlungen nach Mayr"** sind alle Therapien, die kürzer als drei Wochen dauern. Für diesen Bereich sind die Begriffe *„Kur"* und *„Regeneration"* nicht zulässig, da diese Erfolge nicht erreicht werden können. Damit ist zukünftig unseriöser Werbung mit dem Namen Mayrs ein Riegel vorgeschoben. Zum Zeitproblem sagte Mayr:

„Das Tempo der Gesundung können wir nicht bestimmen.
Naturgemäße Therapie heißt, die Bedingungen für den gestörten
Organismus für eine bestimmte Zeit zu verbessern, so daß die
Natur des Kranken in der Lage ist, wieder eine bestimmte
Ordnung herzustellen."

Es ist also bei der Kurdauer ähnlich wie beim Schlaf: Ein Mensch kommt mit vier Stunden aus, ein anderer braucht neun Stunden Nachtschlaf.

1.5 Wann ist eine Mayr-Kur notwendig?

Woran merken Sie nun selbst, ob Sie eine Mayr-Kur benötigen oder anders ausgedrückt „Reif für die Insel" sind? Da ist einmal das leidige Problem der Verstopfung. Vor allem viele Patientinnen halten ihren Darm nur mit Abführmitteln auf Trab. Eigentlich sollte ein gesunder Darm den Transport des Speisebreis aber ohne diese „Krücke" schaffen, wobei die volumensteigernden Quellmittel noch das kleinere Übel sind. Bedenklicher sind schon die sogenannten „Drastika". Dies sind dickdarmreizende Stoffe, wie z.B. Aloe und Sennesblätter, die in den meisten Abführmitteln enthalten sind. Sie wirken wie eine Peitsche auf den kranken und ermüdeten Darm und fordern die letzten Kraftreserven von ihm, ähnlich einem Pferd mit übervollem Wagen auf steilem Weg bergauf. Dies geht eine Zeitlang gut, bis Ihr Darm sich – wie das Pferd – an die Peitsche gewöhnt hat und trotz Schlägen keinen Schritt mehr weitergeht. Dann sind Sie „laxantienabhängig". „Ohne" geht's gar nicht und „mit" auch nicht genug. Wenn dieser Zustand einmal eingetreten ist, ist eine Entwöhnung sehr schwierig. Es gilt den Anfängen zu wehren!

Es gibt aber auch Patienten, die sagen, ihre Verdauung sei in Ordnung. Sie hätten täglich einmal Stuhlgang. Die ärztliche Bauchuntersuchung ergibt aber eindeutig Zeichen einer „Enteropathie", eines kranken Darmes. Es kann auch bei diesen Patienten eine Obstipation vorliegen. Sie entleeren heute z.B. nicht den Stuhlgang, der heute entleert werden muß, sondern denjenigen, der vor zwei, drei oder fünf Tagen hätte kommen müssen.

Die Ursache ist eine Verlängerung der *„Darmpassagezeit"*. Vom Essen bis zur Ausscheidung eines Nahrungsmittels sollten 18–24 Stunden Zeit vergehen. Eine Verlängerung auf bis zu 100–150 Stunden ist möglich trotz täglichen Stuhlganges. Ein einfacher Test zur Überprüfung ist der „Milch-Spinat-Test". Bis Mittag wird an einem Tag normal gegessen. Mittags ißt man Spinat und abends nur eine leichte Milchmahlzeit. Dann muß im Laufe des nächsten Tages ein Stuhlgang mit einem dunklen und einem hellen Anteil erscheinen. Die Darmpassagezeit ergibt sich somit von Mittag bis zu diesem Zweifarbenstuhlgang. Dieser Test ist natürlich auch mit Heidelbeeren, Roten Beten oder Eisentabletten möglich. Jede Verlängerung über 24 Stunden ist nicht mehr normal!

Andere Patienten schließlich sind stolz darauf, daß sie zweimal täglich rasante breiige Stühle absetzen, die regelrecht aus dem After herausschießen. Dies ist ein typisches Gärungszeichen und genauso schlecht wie die Verstopfung. So wichtig die Darmentleerung ist, so ungern redet man über Details. Aber der Teufel steckt auch hier im Detail. Nur wenn alles stimmt, ist die Verdauung in Ordnung.

Wie soll nun die Ausscheidung von einem gesunden Darm aussehen?

Zunächst sollte sie 1–2mal täglich und mühelos, ohne zu pressen erfolgen. Sie soll die Form einer Wurst mit abgerundeten Enden wie ein Maiskolben und glatter Oberfläche haben. Diese soll mit einer dünnen Schleimschicht überzogen sein, damit sie den After kaum beschmutzt. Ein klebriger Stuhlgang ist z. B. ein Zeichen von Darmpilzbefall. Die Menge an Toilettenpapier, die Sie benötigen, ist ein Maß für die Schädigung Ihres Darmes.

Der „Spiegel", das weiße Fell am After eines Rehes, ist auf der Flucht die Orientierunghilfe für das nacheilende Rehkitz. Was glauben Sie, wie viele Rehkitze ihre Mutter verlieren würden, wenn die Rehe solch einen kranken Darm und klebrigen Kot hätten wie viele von uns?

Nachdem Sie jetzt hoffentlich die Hürde des Stuhlganges mühelos genommen haben und bei Ihnen alles in Ordnung ist, kommt das Problem des Körpergewichts.

Daß ein kranker Darm eine Zeitzünderbombe für viele chronische Krankheiten ist, wissen Sie ja bereits. Aber viel mehr als das stört es Sie sicherlich, daß man den kranken Darm von außen auch sieht. Es ist gut, daß uns wenigstens die Eitelkeit noch einige Kräfte zur **„Selbstkasteiung"** verleiht.

Zunächst zum Übergewicht. Nach neueren Untersuchungen amerikanischer Lebensversicherungsgesellschaften ist das

● **Optimalgewicht in Kilogramm = Körperlänge in cm minus 100**

Natürlich besteht eine Schwankungsbreite von 10% in Abhängigkeit vom Körperbautyp. Entgegen früheren Aussagen

wird nicht unbedingt ein unter 10 % niedrigeres Gewicht angestrebt. Dieses Untergewicht war mit einem deutlich erhöhten
Krankheits- und Todesrisiko verbunden, also gesundheitsschäd-
lich zu niedrig [11]!

Oft sind die etwas korpulenteren Mitbürger vitaler und gesünder (wenn auch nicht optimalgesund) als die „rappeldürren"
Atrophiker. Letztere sind nicht selten so krank, daß ihre Ver-
dauungsdrüsen gar nicht mehr die Energie aus dem Darm aufnehmen können. Es ist nicht ihr Verdienst, daß sie nicht dick
werden. Sie sind oft einfach nicht mehr in der Lage, Fettgewebe
zu bilden. Ich möchte hier keinesfalls dem Übergewicht das
Wort reden. Aber vitale (lebenskräftige) und atrophische (le-
bensschwache) Menschen reagieren eben unterschiedlich auf
Umweltbelastungen einschließlich Nahrungszufuhr.

Die genialen Diagnosekriterien Mayrs ermöglichen uns nun
fast unabhängig von der Waage den Zustand der inneren Organe, der Säfte Blut und Lymphe sowie des wichtigen Bindegewebes und der Haut zu beurteilen. Diese Diagnostik nach
Mayr ergibt ein unbestechliches Bild Ihrer wahren Gesundheit.

Einige wenige ausgewählte Zeichen aus der großen Palette
mögen Ihnen dies verdeutlichen!

● Bauchmaße nach Mayr

Der mit 30° als normal eingezeichnete Rippenbogenwinkel
(epigastrischer Winkel) kann vor allem bei Männern bis zu 160°
betragen. Der Brustkorb wird dann ständig nach oben gezogen,
damit sich der kranke Darm nicht ausschließlich nach vorne
herauswölbt. Ein solcher „kräftiger" Mann sieht zwar sehr statt-
lich aus, hat aber bei Belastung nur eine geringe funktionelle
Reserve (Herz und Lunge werden ja verdrängt).

Als Großbauchmaß (GBM) bezeichnen wir die in Abbildung
4 dargestellte Meßstrecke.

Idealerweise sollte die Patientenhand den Bauchraum zwischen den knöchernen Begrenzungen vollständig überdecken.

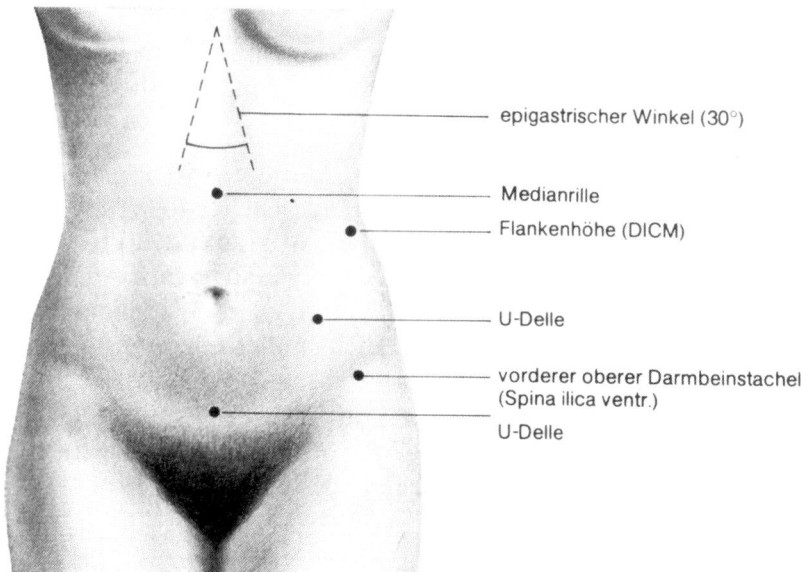

epigastrischer Winkel (30°)

Medianrille

Flankenhöhe (DICM)

U-Delle

vorderer oberer Darmbeinstachel
(Spina ilica ventr.)

U-Delle

Abb. 3: Normales Bauchrelief (entnommen aus: Rauch, E.: Diagnostik nach F. X. Mayr. 8. Aufl., Karl F. Haug Verlag, Heidelberg 1993)

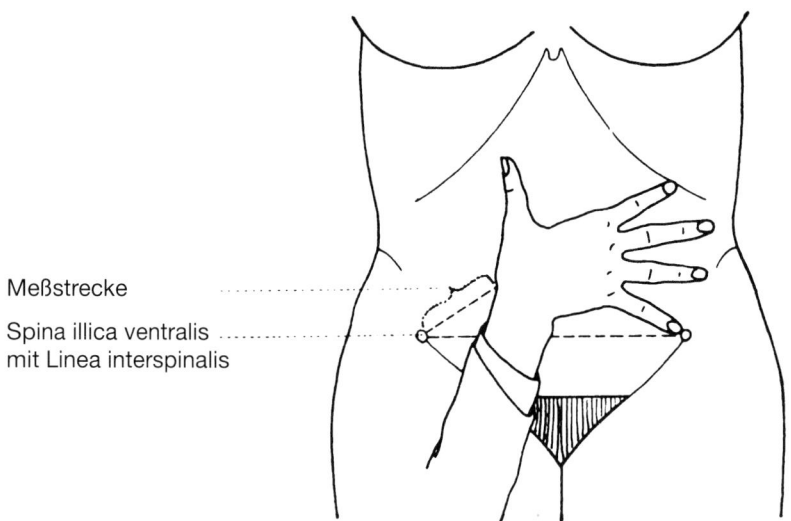

Meßstrecke

Spina illica ventralis
mit Linea interspinalis

Abb. 4: Mayr-Maß Großbauchmaß (GBM). Gemessen wird die Zahl der Querfinger, die sich zwischen aufgelegter Hand und rechter Spina ilica ventralis einlegen lassen (entnommen aus: Rauch, E.: Diagnostik nach F. X. Mayr. 8. Aufl., Karl F. Haug Verlag, Heidelberg 1993)

46

Dann ist dieses Maß Null Querfinger. Nicht selten erleben wir Maße von bis zu 18 Querfingern. Auch eine vergrößerte, weil durch Darmgifte ermüdete Leber ist meist tastbar. Aus der Vielzahl von Mayr-Maßen mögen diese beiden hier erklärten Beispiele genügen.

In einer 3–4wöchigen Mayr-Kur reduzieren sich diese krankhaften Bauchmaße immer sehr deutlich. Dies ist für den Arzt der beste Beweis für die Regeneration der inneren Organe durch die Kur. Sie als Patient sehen es im Spiegel und fühlen Ihre wiedergewonnene Lebensfreude und Leistungsfähigkeit. Inwieweit sich dabei krankhafte Blutwerte parallel normalisieren, interessiert Sie natürlich ebenfalls. Sind es Cholesterin, Harnsäure, die Dicke Ihres Blutes (Hämatokrit) oder die Leberwerte, eine Kontrolle lohnt sich und motiviert Sie für die Zukunft.

Sehen wir uns im folgenden die Veränderungen der Haut bei jahrzehntelanger Selbstvergiftung aus dem Darm an:

● **Veränderungen des Gesichtes**

Vom „**normalen Gesicht**" (Abbildung 5, oben links) führt die kurzfristige Schädigung durch Darmgifte zum „**verkrampften Gesicht**" (Abbildung 5, oben rechts). Die nächste Reihe darunter zeigt das durch Schlackeneinlagerung veränderte „**runde Gesicht**", von links nach rechts in zunehmender Schwere. Bei jahrelangem Bestehen erschlafft die Haut und es entsteht das „**gefaltete Gesicht**" (Abbildung 6, obere Reihe).

Bis hierhin sind die gezeigten Veränderungen „**vitale Reaktionsformen**". Schwächliche, zu Atrophie, d. h. Rückbildung neigende Patienten zeigen starke Veränderungen (in Abbildung 6, untere Reihe und in Abbildung 7 dargestellt; jeweils mit zunehmender Ausprägung von links nach rechts), die man als „**gefurchtes Gesicht**" bezeichnet.

Sicher erscheint es Ihnen fast unglaublich, daß solche Veränderungen durch Darmstörungen entstehen und teilweise rückgängig gemacht werden können. Wie Sie an diesem Beispiel sehen, kommt wahre Schönheit von innen. Eine gute Kosmetik

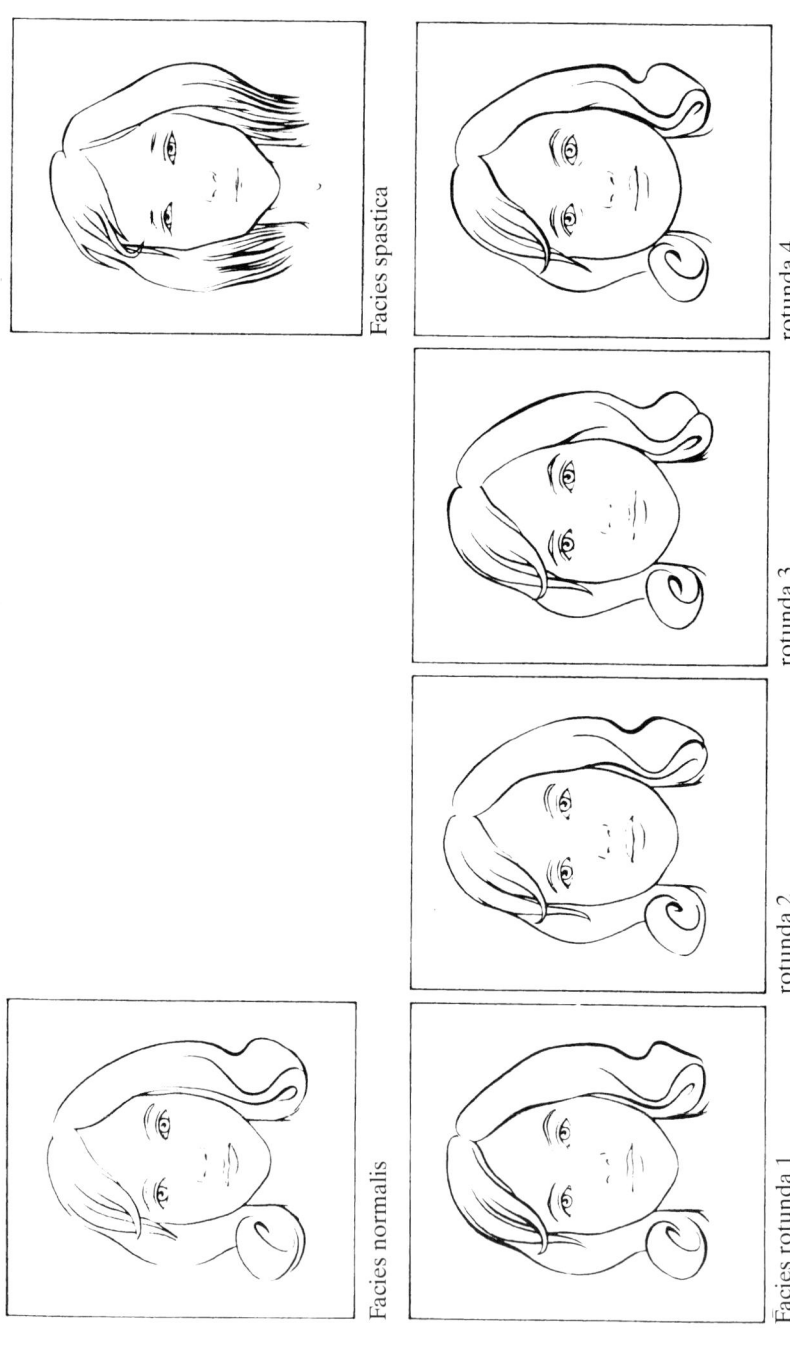

Facies spastica

rotunda 4

rotunda 3

rotunda 2

Facies normalis

Facies rotunda 1

Abb. 5: Die Faciesarten nach F. X. Mayr mit Unterteilung in 4 Intensitätsgrade (entnommen aus: Rauch, E.: Diagnostik nach F. X. Mayr. 8. Aufl., Karl F. Haug Verlag, Heidelberg 1993)

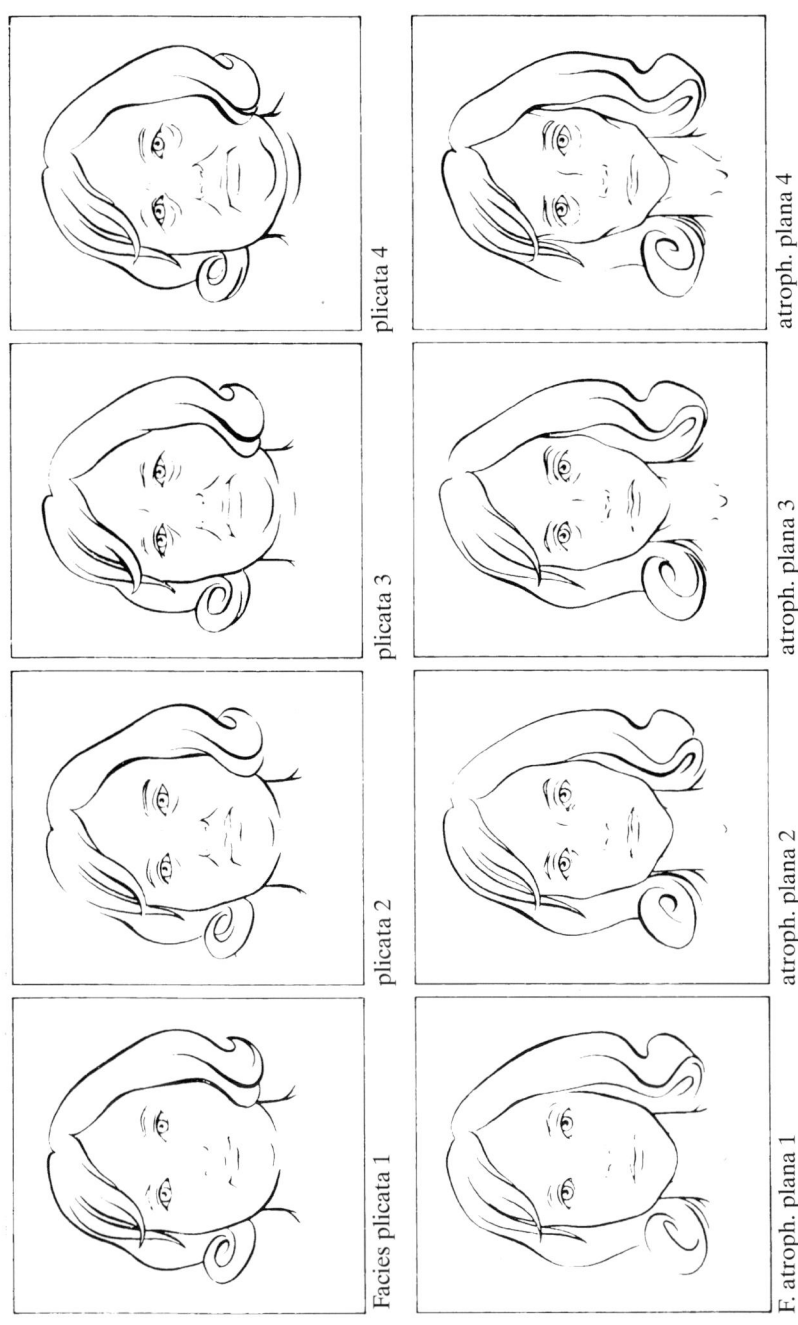

plicata 4

atroph. plana 4

plicata 3

atroph. plana 3

plicata 2

atroph. plana 2

Facies plicata 1

F. atroph. plana 1

Abb. 6: Facies plicata und atrophicans plana in 4 Intensitätsgraden.

49

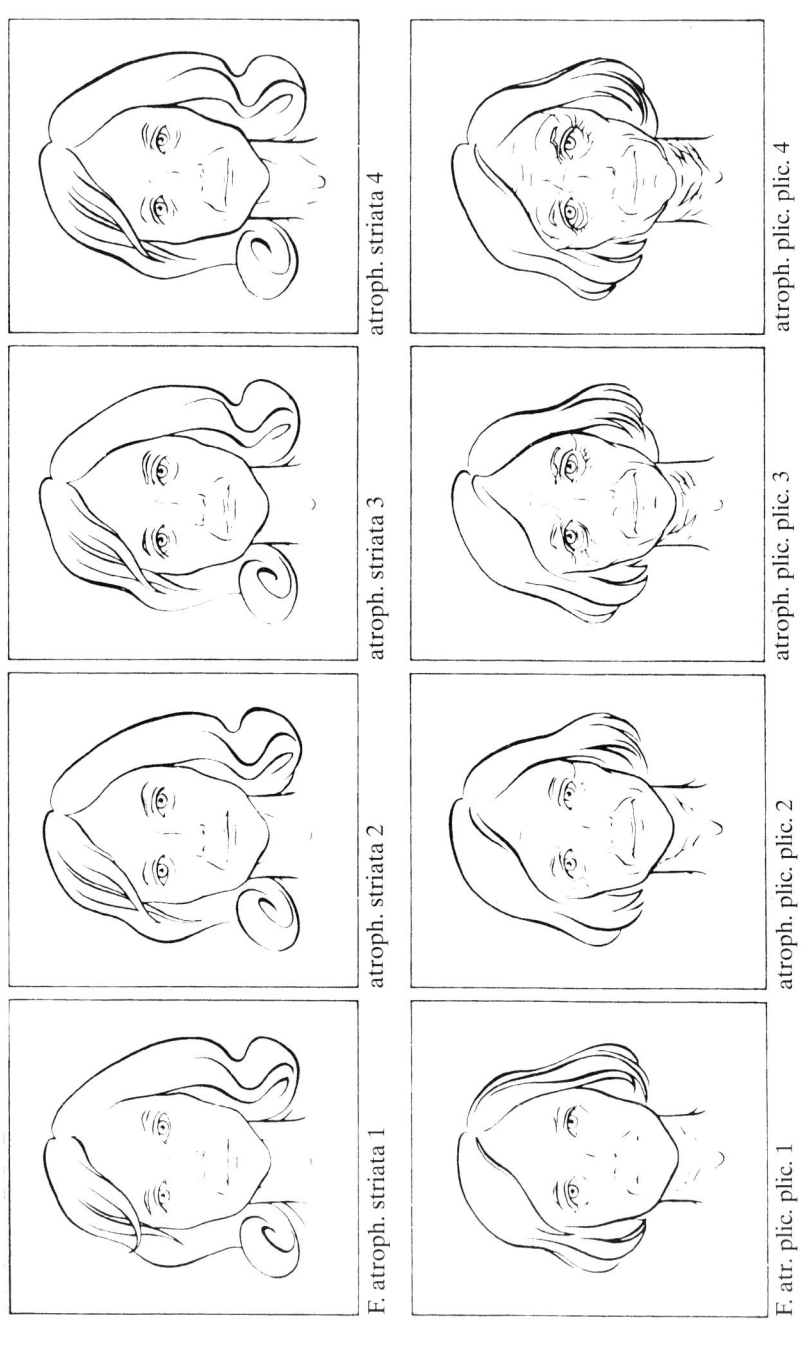

atroph. striata 4

atroph. striata 3

atroph. striata 2

F. atroph. striata 1

atroph. plic. plic. 4

atroph. plic. plic. 3

atroph. plic. plic. 2

F. atr. plic. plic. 1

Abb. 7: Facies atrophicans striata und plicatissime plicata in 4 Intensitätsgraden (entnommen aus: Rauch, E.: Diagnostik nach F. X. Mayr. 8. Aufl., Karl F. Haug Verlag, Heidelberg 1993)

50

kann die Regeneration Ihrer Haut beschleunigen, wenn durch Entschlackung von innen die Weichen auf Erholung der Haut gestellt sind. Ihre Kosmetik sollte den ganz langen Hebel benutzen: die Reinigung von innen über den Darm.

Wenn bei beginnenden Störungen überwiegend Veränderungen an den Bauchorganen nachgewiesen werden, sprechen wir von **„Enteropathie"**, vom kranken Darm.

Das **„Enteropathiesyndrom"** umfaßt darüber hinaus vom Darm ausgehende Folgeschäden an anderen Organen wie Nieren, Haut und Bindegewebe sowie Haltungsveränderungen.

Der kranke Darm erzwingt einen Zwerchfellhochstand und drängt sogar lebenswichtige Organe wie Lunge und Herz zur Seite. Kurzatmigkeit und eingeschränkte Herzleistung sind die Folge.

Genauso erzwingt er vielfältige Fehlhaltungen der Wirbelsäule, wie Sie in Abbildung 1 sehen. Die dadurch bedingten Rückenschmerzen bekommt man auf Dauer weder durch Chirotherapie, Spritzen, Massagen oder Haltungsgymnastik weg. Nur eine Beseitigung der Ursache der Fehlhaltung, eine Gesundung des Darmes, kann hierbei langfristig Erfolg bringen.

Wir Mayr-Ärzte arbeiten grundsätzlich nicht mit Kalorientabellen. Die Erfahrung lehrt, daß Menschen die nach Mayr leben, keinerlei Kalorienprobleme mehr haben. Der Übergewichtige nimmt ab, der Untergewichtige nach anfänglichem Gewichtsverlust langsam zu. Manche Patienten fragen nun erwartungsvoll vor der Kur, mit wieviel Gewichtsverlust denn durchschnittlich zu rechnen sei. F. X. Mayr sagte einem Patienten auf diese Frage sinngemäß:

Wenn Sie in Kilogramm rechnen wollen, dann müssen Sie zum Metzger gehen. Dort wird nach Gewicht gerechnet. Bei mir wird nach Gesundheit gerechnet.

Unser Ziel für Sie ist also primär Gesundheitsgewinn, nicht Abnehmen um jeden Preis. Das ist oft ein angenehmer Nebeneffekt. Wie Ihr Körper jedoch ganz konkret reagiert, kann nicht genau vorausgesagt werden. Dies hängt von der Diätstufe, Ihrer körperlichen Aktivität während der Kur sowie anderen Stoffwechselfaktoren (z. B. Schwermetallbelastung des Stammhirnes, Funktion von Schilddrüse und Nebennieren) ab.

Wer den Effekt einer Fastenkur oder im weiteren Sinne einer Mayr-Kur nur am Gewichtsverlust mißt, läßt mit Sicherheit den größten Teil des Gewinns außer acht. Die zentrale Bedeutung der Darmsanierung für die Gesundheit aller anderen Organe hatten wir schon besprochen. Über die Entschlackung unterhalten wir uns im 2. Kapitel. Bleiben jetzt noch die geistig-psychischen Auswirkungen hervorzuheben.

1.6 Fasten ist etwas gänzlich anderes als Hungern!

Hungern ist erzwungener Nahrungsentzug. Wer hungert verfällt binnen weniger Tage. Wer freiwillig auf Nahrung verzichtet, kann noch nach 4–6 Wochen bester Dinge sein. Fasten spielte in allen Religionen eine überragende Rolle und wurde von Vorbildern wie Moses, Jesus, Mohammed und Zarathustra praktiziert.

Wenn auch der Geist willig ist, so ist das Fleisch oft schwach. Egal, ob wir die christliche Fastenzeit oder den Ramadan im Islam betrachten, vom eigentlichen mehrwöchigen weitgehenden Nahrungsentzug sind meist nur noch symbolische Handlungen übriggeblieben. Dies ist sehr schade, denn gerade die geistige Neuorientierung gelingt uns sonst kaum besser als in einer Fastenperiode.

Wir haben genetisch programmiert zwei Stoffwechselprogramme in uns:

● Leben durch Nahrungsaufnahme für den Ersatz verbrauchter Energien und Strukturen
● Leben aus sich selbst heraus für Phasen des Nahrungsmangels, der Not, aber auch freiwillig bei Kranksein
Bei akuten fieberhaften Erkrankungen verweigert ein Kind instinktiv die Nahrungsaufnahme. Meist wird es durch die besorgte Familie genötigt zu essen, „damit es zu Kräften

komme". Falls das kranke Kind diesem wohlgemeinten Rat widerstehen kann, hat es einen großen Gewinn:

● **Wegfall der Verdauungsarbeit, die 30 % des Energieumsatzes erfordert**

● **Entlastung des Darmimmunsystems von der Auseinandersetzung mit der Umwelt, sprich Nahrung**

Alle Kraft kann nun dem Kampf gegen die Krankheitserreger gewidmet werden. Eine biologisch sehr sinnvolle Reaktion für wenige Tage.

Sie brauchen also keine Angst zu haben, gar nichts zu essen. Das ist meist viel leichter, als mit einer kleinen Menge auszukommen. Der Hl. Augustinus hat dieses Phänomen so formuliert:

● **Es ist leichter auf alles zu verzichten, als auf einen Teil.**

Deshalb bevorzugen zahlreiche Mayr-Gäste auch das Teefasten gegenüber der Milchdiät. Nach anfänglichen Umstellungsproblemen kommt es oft zu einer sogenannten Fasteneuphorie. Manche Patienten möchten dann gar nicht wieder aufhören damit.

Fasten führt neben der körperlichen Entschlackung auch zu geistigen Bewußtwerdungs- und Klärungsprozessen. Lebenskonflikte erscheinen plötzlich lösbar. Die Selbsterkenntnis des Fastenden ermöglicht große Wandlungen: Weg von dem Gefühl, Spielball des Schicksals zu sein, hin zur schöpferischen Veränderung des eigenen Lebens.

Fasten ist eine Charakterschulung!

Danach werden Sie sich erhaben fühlen über kleinliche lukullische Zwänge. Sie wissen: Wenn ich will, geht es ohne, ich habe mir das selbst bewiesen!

Auf einige wenige Sonderfälle möchte ich hier noch eingehen. Manche Patienten benötigen zwar eine Darmsanierung, wollen sie aber nicht mit einer konsequenten Mayr-Kur erreichen. Sie wollen einfach nur 10 kg abnehmen, sonst gar nichts. Wieder andere kommen z. B. mit mehr als 30 kg Übergewicht. Dies ist eigentlich ein Programm für Jahre.

In diesen Fällen muß man natürlich gewisse Kompromisse eingehen. Wenn die Darmsanierung weitgehend erreicht wurde, braucht der Patient auch nicht unbedingt das Teefasten. Eine weit unter dem Energiebedarf liegende leicht verdauliche Milde Ableitungsdiät, eventuell kombiniert mit einem Ausdauertraining ist für diesen Patienten zur Erreichung seines Zieles „Gewichtsreduktion" sehr effektiv. Wie ein solches Ausdauertraining beschaffen sein soll, ist im Anhang (Punkt 14) beschrieben.

Man kann zur Erreichung des Zieles Gewichtsreduktion den einen (Reduktion der Energiezufuhr) oder anderen Zügel (Steigerung des Energieverbrauches) stärker betonen.

Die stärkere sportliche Komponente ist für aktive Sportler und z. B. Herzinfarktgefährdete vorteilhafter. Ihnen entgeht aber damit der Schon-, Säuberungs- und Schulungseffekt für den Darm. Bei den meisten chronischen Krankheiten jedoch ist die zeitweilige Entlastung und Gesundung des Darmes durch die richtig durchgeführte Mayr-Kur wichtiger. Wer sich mit krankem Darm durch gesundheitserzieherische Propaganda zu erschöpfenden Ausdauerbelastungen (z. B. 40 km Joggen pro Woche und mehr) treiben läßt, wird dadurch nicht gesünder. Er manövriert sich damit in eine toxische Überlastung, eine Reduktion der „Lebensenergie" hinein. Der kranke Darm ist nicht in der Lage, die für die hohe körperliche Belastung erforderlichen Nähr- und Vitalstoffe aufzunehmen. Es kommt zu Blockaden der vegetativen Regulation, die mit entsprechenden bioenergetischen Testverfahren (Anhang, Punkt 4) nachgewiesen werden können.

Jeder Körper verträgt nur ein gewisses Quantum an Nahrung, aber auch an Sport. Jede einseitige Übertreibung verkehrt positive Effekte ins Gegenteil.

1.7 Bei welchen Erkrankungen wirkt sich eine Mayr-Kur günstig aus?

Neben allgemeiner Entschlackung und vegetativer Stabilisierung ist eine Mayr-Kur bei folgenden Erkrankungen hilfreich:

Enteropathie und Enteropathiesyndrom mit chronischen Wirbelsäulenproblemen

Darunter verstehen wir Gesundheitsstörungen, die durch einen kranken Darm hervorgerufen werden. Sie zeigen sich ganz offensichtlich durch das Abweichen der Bauchmaße nach Mayr von der Norm. Darüber hinaus lassen sich auch Vergiftungszeichen an anderen Organen (Nierendruckpunkt nach Rauch), typischer Zungenbelag und Veränderungen des Hauttonus nachweisen, wie sie von F. X. Mayr beschrieben wurden.

Ein besonders schwerwiegendes, weil auf Dauer sehr schmerzhaftes Zeichen für das Enteropathiesyndrom sind Haltungsveränderungen. Der kranke Darm zwingt die Wirbelsäule, teilweise groteske Fehlhaltungen einzunehmen. Jahrelange Rückenschmerzen, frühzeitiger Bandscheibenverschleiß und Hüftgelenksarthrose können die Folge sein. Die statisch nachteilige Fehlhaltung der Wirbelsäule läßt sich, sofern sie durch den Darm verursacht wird, mittels Mayr-Kur sehr rasch verbessern. Somit kann der Entstehung von Arthrosen vorgebeugt werden.

Migräne

Zahlreiche Migräne-Patienten erleben in der Mayr-Kur nach einer eventuellen Erstverschlimmerung eine deutliche Reduktion ihrer Anfallsstärke und -häufigkeit. Oft hält diese Besserung viele Monate an, da die toxische Gesamtbelastung des Organismus reduziert wird. Dadurch kann der Reizzustand des Gefäßnervensystems abklingen. Manche Migränetypen lassen sich durch ihre bevorzugte Schmerzlokalisation bestimmten inneren Organen ursächlich zuordnen (z.B. Migräne vom Magen-Typ, Blasen-Typ, Gallenblasen-Typ...). Da alle Bauchorgane eine Erholung in der Mayr-Kur erleben, bessert sich oft auch die gekoppelte Migräne.

Vegetative und psychosomatische Störungen

Eine streßbedingte Abweichung der vegetativen Steuerung pendelt sich bei ausreichender Kurdauer (3–4 Wochen und länger) wieder in den Normbereich ein. Ein Beispiel dafür ist die Blutdruckregulation.

Bluthochdruck und -unterdruck

Bis auf die wenigen organisch und hormonell bedingten Bluthochdruckformen sind die meisten Abweichungen des Blutdrucks nach oben oder unten psychovegetative Fehlsteuerungen. Wenn es auch manchen Patienten paradox erscheint, es gibt durch die Mayr-Kur und andere Regulationstherapien – wie die Akupunktur – Heilerfolge sowohl bei hohem als auch bei niedrigem Blutdruck. Ihr Körper reguliert zur Norm hin, wenn er dabei nicht mehr gestört wird. Es ist ihm egal, ob er hinauf – oder hinab regulieren muß, wenn er nur das richtige Ziel wieder vor Augen hat. An dieses Ziel, welches ihm zeitweilig verlorengegangen war, erinnert sich Ihr Körper in der Kur wieder.

Chronische Atemwegserkrankungen

wie z.B. chronische Sinusitis, Bronchitis und Asthma bronchiale. Die Schleimhaut der Atemwege ist mit der des Darmes über das Immunsystem verbunden, so daß diese Heilerfolge erklärbar sind.

Angina pectoris

Die Verengung der Herzkranzgefäße kann im fortgeschrittenen Stadium nicht mehr rückgängig gemacht werden. Für die Angina pectoris sind aber auch eine verlangsamte Fließfähigkeit des Blutes, der erhöhte Sauerstoffverbrauch des Herzens bei Übergewicht und Bluthochdruck sowie die Stoffwechselübersäuerung auslösende Faktoren. Diese können durch die Mayr-Kur weitgehend normalisiert werden. Deshalb berichten viele Patienten mit Angina pectoris über Nachlassen ihrer Beschwerden, Reduktion der erforderlichen Nitrolingual-Dosis und damit Verbesserung ihrer körperlichen Leistungsfähigkeit.

Lebererkrankungen

Die Leber muß in den ersten Kurtagen durch die Stoffwechselumstellung und Giftanflutung aus dem Gewebe vorübergehend etwas mehr arbeiten als vorher. Danach kommt es zu einer deutlichen Entlastung der Leber, da im Darm keine Giftstoffe (wie z.b. Fuselalkohole) mehr entstehen. Deshalb freuen wir uns als Mayr-Ärzte bei Ihrer Abschlußuntersuchung auch so sehr über die Verkleinerung Ihrer eingangs müden und vergrößerten Leber. Laborkontrollen bestätigen dies durch die Normalisierung eventuell vorher erhöhter Leberwerte. Dieser Kureffekt ist wichtiger als die Gewichtsreduktion und ist eine der Hauptursachen für Ihre wiedergewonnene Frische und Vitalität.

Gastritis, Stoffwechselübersäuerung, Sodbrennen, Magen- und Zwölffingerdarmgeschwüre

Stoffwechselübersäuerung in Verbindung mit Streß, Genußmittelmißbrauch und verschiedenen Darmkeimen (wie z.B. Helicobacter pylori und Lamblien) ruft diese Krankheitsgruppe hervor. Wenn die Hauptursache Stoffwechselübersäuerung beseitigt ist und der kranke Magen vorübergehend geschont wird, heilen diese Entzündungen aus.

Nikotinabusus

Eine Raucherentwöhnung ist während der Mayr-Kur viel leichter als im täglichen Leben. Das berichten uns oft starke Raucher, die beim Teefasten überhaupt keine Probleme haben, auf ihre Zigaretten zu verzichten.

Obstipation, Durchfall

Verstopfung und Durchfall sind zwei Reaktionsformen eines gestörten Darmes. Wie schon beim Blutdruck erwähnt, wirkt die Mayr-Kur gegen beide Extreme in Richtung Normalisierung. Vor übertriebenen Erwartungen möchten wir aber warnen. Es gelingt nicht immer mit nur einer Mayr-Kur jahrzehntelange Verstopfung schlagartig und für immer zu heilen. Ein durch Abführmittelmißbrauch gelähmter Darm kann sich oft nicht völlig regenerieren. Deshalb ist es besonders wichtig, schon frühzeitig durch eine Mayr-Kur diese verhängnisvolle Entwicklung (Verstopfung – Abführmittelmißbrauch – Lähmung des Darmes) zu stoppen.

Blähungen, Divertikel, Kolitis

Gerade wegen dieser Erkrankungen kommen viele Patienten zu uns. Hierbei sind regelmäßige Mayr-Kuren eine große Hilfe.

Arthrosen, Gicht, Weichteilrheumatismus

Arthrosen können wir auch nicht wegzaubern. Die Schmerzen werden aber zu einem großen Teil durch die Entzündung des Gewebes und nicht durch die Abnutzung hervorgerufen. Durch die Gewebsentschlackung und vor allem -entsäuerung in der Mayr-Kur erreichen wir meist eine Linderung der Beschwerden. Bei Weichteilrheumatismus sind die Heilungschancen noch weitaus günstiger.

Übergewicht, Magerkeit

Daß durch Nahrungsverzicht das Übergewicht bekämpft wird, ist eine Binsenweisheit. Aber auch krankhafte Magerkeit kann durch die Darmsanierung bei milder Kurform günstig beeinflußt werden.

Chronische Hautprobleme

Über das Immunsystem ist unsere Haut eng mit der Darmschleimhaut verbunden. Eine Gesundung des Darmes ist bei vielen Hauterkrankungen, wie Neurodermitis, Akne, Furunkulose und anderen die Basis aller therapeutischen Bemühungen.

Diabetes mellitus

Wenn durch immunologische Prozesse die insulinbildenden Zellen der Bauchspeicheldrüse vermindert sind, ist von vornherein eine Grenze für therapeutische Erfolge gesetzt. Durch Basentherapie, Harmonisierung des komplizierten Zusammenspiels der Oberbauchorgane und Entgiftung der Bauchspeicheldrüse selbst können jedoch gehemmte Zellen aktiviert werden. Parallel dazu wird durch das Fasten die Insulinresistenz der Gewebe durchbrochen. In Kombination mit dosiertem Ausdauertraining nach der Kur ist so eine langfristige Stabilisierung der Stoffwechsellage möglich. Eine Heilung der Zuckerkrankheit ist nur in den Fällen möglich, bei denen die wohlstandsbedingte Ermüdung, aber nicht die immunologische Zerstörung der insulinbildenden Zellen der Bauchspeicheldrüse im Vordergrund steht.

Blutfettspiegelerhöhungen

Die meisten Blutfettspiegelerhöhungen sind durch falsche Ernährung bedingt. Eine langfristige Ernährungsumstellung als Ziel der Mayr'schen Lehre kann hier die Weichen in die richtige Richtung stellen. Dazu kommt der günstige Effekt einer Verbesserung der Darmflora auch auf den Cholesterinspiegel [64]. Wir sollten bedenken, daß die Hauptmenge des Cholesterins im Blut nicht aus der Nahrung stammt, sondern von der Leber selbst gebildet wird. Außerdem ist die Dünndarmschleimhaut ein Hauptakteur bei der richtigen „Verpackung" der Nahrungsfette für den Transport im Blut. Aus diesen Gründen ist die Darmsanierung die Basis der Behandlung dieses wichtigen Herzinfarktrisikofaktors.

Wie wir sehen, kann die Mayr-Kur bei vielen Zivilisationskrankheiten einen entscheidenden Beitrag zur Heilung leisten.

Was läßt sich aus dem bisher Gesagten nun zusammenfassend feststellen?

● *Der chronische Verdauungs- und Stoffwechselschaden ist der Zivilisationsschaden Nr. 1! Deshalb muß jegliches therapeutische Bemühen primär am Darm, an der „Wurzel" der „Pflanze" Mensch ansetzen.*

● *Durch Schonung, Säuberung und Schulung des Darmes wird dieses Zentralorgan der biologischen Kraft, Energie und Gesundheit des Menschen, unsere „Wurzel" regeneriert.*

● *Die Mayr-Kur ist eine, den gesamten Körper und somit die meisten Zivilisationskrankheiten günstig beeinflussende ganzheitliche Therapie. Man kann sie auch als „Königlichen Heilweg" bezeichnen.*

● *Die Mayr-Kur basiert auf den exzellenten und auch heute unverändert aktuellen Diagnostik-Kriterien F. X. Mayrs.*

● *Apparative Untersuchungen wie Röntgen, EKG, Endoskopie, Computer- und Magnetresonanztomographie, Sonographie und Laboruntersuchungen sind oft wertvolle Ergänzungen, deren Ergebnisse durch die Diagnostik nach F. X. Mayr besser interpretiert werden können.*

Urteilen Sie bitte selbst, ob eine solche Therapie, wie die nach F. X. Mayr, in unserer Fast-Food-Zeit mit Folgen wie Reizdarm oder Verstopfung, Asthma und Rheuma, Allergien und Herzinfarkt, Depressionen und Immunschwäche eine aktuelle Gesundheitsvorsorge ist?

Wenn Sie hierzu „Ja" sagen, dann lesen Sie bitte weiter.

2 Welche entschlackungsfördernden Zusatzanwendungen sind zusätzlich zur Mayr-Kur sinnvoll?

2.1 Was sind eigentlich Schlacken und sind sie harmlos?

Schon am Begriff „**Schlacken**" könnte sich eine heiße Diskussion entzünden. Manche Pathologen sagen dazu: *„Ich habe schon viele Menschen nach dem Tode untersucht und nirgendwo etwas wie Schlacken gesehen."* Da das Problem der sogenannten „Verschlackung" eine tragende Säule zahlreicher naturheilkundlicher Therapieverfahren ist, wollen wir hier zunächst klären, worum es sich bei den „Schlacken" im menschlichen Organismus wirklich handelt. Das Wort selbst ist natürlich nur eine für jedermann verständliche Umschreibung. Um „Hochofenschlacke", wie wir sie aus der Industrie kennen, handelt es sich natürlich nicht. Der Begriff bezieht sich auch nicht ausschließlich auf die Ausscheidung zu lange im Darm verweilender Kotreste, obwohl diese Ausscheidungen von Patienten am ehesten als „Schlacke" angesehen werden. Vielmehr handelt es sich auch um nur elektronenmikroskopisch sichtbare kleinste Moleküle.

Diese werden hauptsächlich in der **Bindegewebsgrundsubstanz** abgelagert. Alle Zellen unserer Organe, wie z. B. Herz, Leber, Muskel usw. werden von einer flüssig-gallertartigen Substanz umgeben. Darin schwimmen, vergleichbar den Fischen im Meer, unsere Zellen. Auch die Zusammensetzung dieser Flüssigkeit um unsere Zellen herum ähnelt sehr stark dem Weltmeer. Lediglich das mengenmäßige Verhältnis von Zellen zu umgebender Flüssigkeit ist wesentlich größer als das von Fischen zu Meer. Wir haben also viele Zellen und weniger Wasser darum.

In diese Bindegewebsgrundflüssigkeit kann unser Körper ihm lästige Moleküle ablagern, ähnlich einer Mülldeponie, konkreter gesagt, einem Zwischenlager.

Er will sie bei passender Gelegenheit wieder herausholen und über die Ausscheidungsorgane Darm, Niere, Lunge und Haut abgeben. Das Bindegewebe hat somit nur eine Pufferfunktion, um Überforderungen bei Spitzenbelastung unserer Ausscheidungsorgane auszugleichen.

Was wird nun dort abgelagert?

1. **Saure Stoffwechselprodukte,** wie z. B. Harnsäure, die kurzfristig aus der Blutbahn verschwinden müssen, damit der Blut-pH-Wert sich nicht verändert. Dieser Wert muß 7,4 betragen. Ansonsten werden, wie noch zu erörtern ist, viele Lebensprozesse gestört.

2. Reste von **Eiweißmolekülen,** die wir zuviel verzehrt haben als „Eiweißmast" [70] in Form des Verzehrs von Fleisch, Fisch, Ei, Käse, Quark und die unsere Zellen nicht vollständig abbauen können.

Diese Stoffe werden aber auch in den Wänden der kleinsten Blutgefäße (Haargefäße, Kapillaren) abgelagert. Dies führt dazu, daß deren Wände zehnmal so dick werden wie normal. Dies ist viel schlimmer als die Ihnen allen ja bestens bekannte Arterienverkalkung der großen Schlagadern.

Warum ist die Verstopfung der kleinen Blutgefäße und die Speicherung der Säuren und tierischen Eiweiße im Bindegewebe so schlimm?

Alle Nährstoffe für die Zellen müssen vom Blut aus die beiden Barrieren, Gefäßwand und Bindegewebe überwinden, die die Durchlaßfähigkeit der „Transitstrecke" bis zu den Zellen bestimmen. Ebenso müssen die Abfallprodukte der Zellen rückwärts diesen Weg passieren, um in die Blutbahn zu gelangen.

Die Bindegewebsgrundsubstanz ist normalerweise im Sol-Zustand, das heißt flüssig. Durch den Mißbrauch als „Mülleimer" verwandelt sich ihre Struktur in den Gel-Zustand. Der ist Ihnen bestens bekannt von Gelatine, z. B. im „Zitterpudding". Stellen Sie sich bitte die Fische vor, die sich darin bewegen sollen! Nun wird Ihnen auch klar sein, wie schlecht die Nährstoffe aus dem Blut diese „Transitbarriere" überwinden können. Genauso kommt es in entgegengesetzter Richtung zum Stau der Abfallstoffe der Zelle. Kennen Sie die Brenner-Autobahn, wenn die Zöllner streiken? Brummi's stauen sich, so weit das Auge reicht. Und im Körper ist es nicht anders.

Durch Überernährung und Übersäuerung verbessern Sie nicht die Versorgung Ihrer Körperzellen!

Im Gegenteil! *Ihre Zellen leiden Hunger trotz und wegen Ihrer Überflußernährung!*

2.2 Wie werden die Gewebeschlacken endgültig ausgeschieden?

Die Natur wäre unvollkommen, hätte sie nicht einige Selbstreinigungskräfte. Im Normalfall reichen diese aus, um die vorübergehend abgelagerten Säuren aus dem Bindegewebe herauszuholen.

Dieser Mechanismus besteht in den **„Säure- und Basenfluten"**. Immer dann, wenn Ihr Körper eine Mahlzeit verdaut und Salzsäure in den Magen abgibt, entsteht im Blut eine **„Basenflut"**. Wie kommt es dazu, obwohl wir alle doch meist übersäuert sind?

Hier spielen zwei wichtige Mechanismen zusammen, deren Verständnis vieles leichter macht.

1. Wir brauchen 2–3mal täglich Säure im Magen, um zu verdauen.

2. Wir brauchen 2–3mal täglich Basen im Blut, um unser Bindegewebe von sauren Abfällen reinigen zu können.

Beide Fliegen kann unser Körper auf intelligente Weise mit einer Klappe schlagen! Dazu bedient er sich des **„Kochsalzzyklus"**.

Kochsalz (NaCl) haben wir immer reichlich. Dieses ist neutral. Unsere Belegzellen im Magen bilden daraus mit Wasser (H_2O) und Kohlendioxyd (CO_2) das lebensnotwendige Natriumhydrogencarbonat ($NaHCO_3$) und Salzsäure (HCl) nach der chemischen Formel:

$$NaCl + H_2O + CO_2 > HCl + NaHCO_3.$$

Die Salzsäure wird in den Magen abgegeben, wo sie Verdauungsarbeit leistet. Das basische Natriumhydrogencarbonat, unser selbstgemachtes „**Basenpulver**", gelangt ins Blut und schwemmt als „**Basenflut**" unser Bindegewebe frei. Nur wenn dieser Mechanismus überfordert ist, kommt es zur Säureverschlackung unseres Bindegewebes. Dann versucht unser Körper noch mehr Basen auf diese Weise selbst zu bilden. Dabei fällt aber zwangsläufig auch mehr Salzsäure im Magen an. Diese greift dann, da sie nicht durch mehr Essen gebunden wird, die Wände von Magen und Zwölffingerdarm an. Dort entstehen chronische Magenschleimhaut- und Speiseröhrenentzündungen (letztere durch häufiges Sodbrennen) und Geschwüre.

Wie behandelt man nun, leider auf kurzsichtige Weise, diese Säurefolgen?

Man gibt „**Säureblocker**". Diese lähmen die Magenbelegzellen, so daß der „**Kochsalzzyklus**" blockiert wird. Es gibt keine Säure im Magen mehr, er kann ausheilen. Wunderbar! Aber nun kommt der Pferdefuß: Es gibt auch keine „**Basenflut**" mehr im Blut! Unser Bindegewebe kann nicht mehr gespült werden, es verschlackt rasant mit Säuren. Weichteilrheumatismus, Gicht, Gelenkentzündungen und in der Folge Abnutzungen stellen sich ein. Aber es kommt noch dicker!

In bestimmten Geweben mit hohem Sauerstoffbedarf wirkt sich eine Übersäuerung verhängnisvoll aus. Gemeint ist hiermit vor allem das Herz [18]. Die roten Blutkörperchen sind so groß, daß sie eigentlich nicht durch die feinen Haargefäße, die Kapillaren, hindurch können. Nur ihre extreme Verformung bis zur *„Patronenform"* ermöglicht ihr Durchschlüpfen.

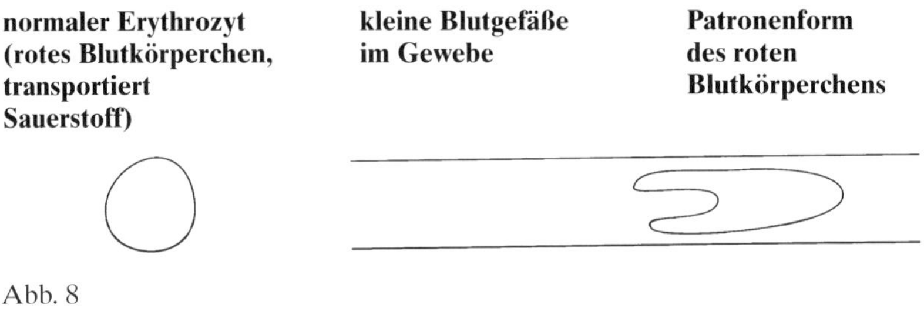

normaler Erythrozyt	**kleine Blutgefäße**	**Patronenform**
(rotes Blutkörperchen,	**im Gewebe**	**des roten**
transportiert		**Blutkörperchens**
Sauerstoff)		

Abb. 8

Im sauren Milieu jedoch wird die Wand der roten Blutkörperchen starr. Sie können dann die Patronenform nicht mehr annehmen.

Wenn bei Herzkranzgefäßverengung Sauerstoffmangel im Herzen besteht, kommt es zur Bildung von Milchsäure. Bei vorbestehender Gewebsübersäuerung bringt diese das Faß zum Überlaufen. Die roten Blutkörperchen werden starr, bleiben stecken. Damit verschlimmern sich sofort Sauerstoffmangel und damit die Übersäuerung bis zur sogenannten **„Säurekatastrophe"**:

Der Herzinfarkt ist da!

Das gleiche kann im Gehirn als Schlaganfall ablaufen.

An diesem Beispiel sehen Sie, wie wichtig ein ganzheitliches Denken in der Medizin ist. Es reicht nicht, im Magen den *„Säurehahn"* zuzudrehen. Wir müssen auch die Folgen für andere Organe (Bindegewebe, Herz, Gehirn) berücksichtigen. Eine sofortige Gabe von Basenpulver kann hier viel erreichen [18] (Anhang 10). Besser jedoch ist die langfristige Vorbeugung durch richtige Ernährung (Anhang 12).

Manche Patienten berichten nach Gabe von Basenpulver über noch stärkere Säurebildung im Magen. Sie meinen deshalb, daß sie das Basenpulver nicht vertragen. Das Gegenteil ist der Fall! Ihr Körper erkennt die einmalige Chance, sich endlich von lange aufgestauten Säuredepots zu befreien, ohne sich selbst zu schädigen. Deshalb gibt er so viel wie möglich in den Magen ab in der Hoffnung, sie durch Basenpulver neutralisiert zu bekommen. Diesen Gefallen müssen wir ihm nur tun. Immer mehr Basenpulver müssen wir ihm geben, bis er völlig abgesättigt, *„austitriert"* ist. Das merken Sie zum Beispiel am Nachlassen des Sodbrennens.

Dies ist die Lösung der **„Säurekrankheiten"** Magen- und Zwölffingerdarmgeschwür. Um Letzteres zu verhindern, verschließt sich ja bei vielen übersäuerten Menschen der Magenausgang. Sie haben nach der kleinsten Mahlzeit Völlegefühl. Ihr Dünndarm weigert sich, das Übermaß an Säure aus dem Magen entgegenzunehmen. Er hätte es gerne basisch. Auch dagegen ist ein Kraut gewachsen: Nicht vorwärtstreibende Arzneimittel geben, die die Schutzblockade sprengen, sondern Basenpulver, welches sie überflüssig macht. Diese Erfahrung beeindruckt viele Patienten schon in den ersten Kurtagen!

Ein weiteres Moment beim Herzinfarkt und Schlaganfall ist die Verdickung der kleinen Gefäßwände durch Eiweißmast. Aber darüber hinaus bewirkt diese bei manchen Menschen eine **Blutverdickung.**

Darunter sind zwei völlig verschiedene Mechanismen zu verstehen:

1. Erhöhte Gerinnbarkeit des Blutes mit der Folge von Thrombosen (Gerinnselbildung) und Embolie. Darunter versteht man das Ablösen des Blutgerinnsels in den Beinen mit Spülung desselben in die Lunge. Dort werden dann die großen Blutgefäße verstopft (Näheres dazu im Anhang 10).

2. Zunahme des prozentualen Anteils der Blutzellen am Blutvolumen.

   Dieser **„Hämatokritwert"** wird durch Zentrifugieren bestimmt. In der Medizin hat man bislang vor allem zu niedrige Werte durch Blutverlust als behandlungsbedürftig angesehen (klinische „Normalwerte" für die Frau: 37–47 %, für den Mann: 40–54 %).

Spätestens seit den Olympischen Spielen von Montreal 1976 weiß man jedoch, daß dickes Blut schlechter fließt als dünnes. Als bildlicher Vergleich kann hier der zähe Tomatenketchup gegenüber einem Rotwein herhalten. Die Medaillengewinner in den Ausdauersportarten hatten dünneres Blut, d.h. weniger rote Blutkörperchen und somit einen niedrigeren Hämatokritwert als die übrigen Teilnehmer. Beim Überschreiten eines Grenzwertes der roten Blutkörperchen als Träger des Sauerstoffs behindern sich diese gegenseitig. Das Ergebnis ist, daß weniger Sauerstoff pro Minute durch die kleinen Blutgefäße an die Zellen transportiert werden kann.

Ähnlich ist dies einem Fußballstadion bei Ausbrechen einer Panik: Normalerweise kommen vielleicht 1 000 Gäste pro Minute durch den Ausgang hinaus. Bei Panik, wenn 80 000 sofort hinauswollen, gibt es eine Verstopfung und durch gegenseitige Behinderung, Stürze usw. kommen dann nur 200 Menschen ins Freie.

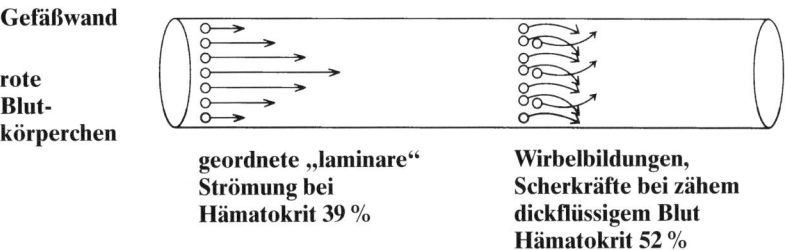

Gefäßwand

rote Blutkörperchen

geordnete „laminare" Strömung bei Hämatokrit 39 %   **Wirbelbildungen, Scherkräfte bei zähem dickflüssigem Blut Hämatokrit 52 %**

Abb. 9: Schematische Darstellung des Blutflusses

Deshalb gilt die Devise **nicht:** Je mehr (rote Blutkörperchen, das heißt je höher der Hämatokrit) um so besser.

Deshalb muß auch innerhalb des oben als klinisch normal bezeichneten Bereiches zwischen „Gut und Böse" unterschieden werden. „Normal" ist noch lange nicht „Ideal".

Man kann aus dem Gesagten schlußfolgern, daß für Mann und Frau ein Hämatokrit von 38–42 % ideal ist. Leider haben viele Männer angeborenerweise und durch Eiweißmast einen Wert von 47–55 %! Die beschriebene Wirbelbildung bei solchen Werten schädigt die Gefäßwände und ist ein großes Herzinfarktrisiko! Auch diese Form der Blutverdickung ist eine Verschlackung!

2.3 Wie machen wir aus zähem Tomatenketchup fließenden Rotwein?

Beiden hier beschriebenen Verschlackungsarten, den Säuren und der Eiweißmast, rücken wir in der Mayr-Kur energisch zu Leibe!

Leider reicht die von Ihnen bereitgestellte Zeit meist nicht aus, um eine ausreichende Blutverdünnung zu erzielen. Um Ihnen jedoch einen Soforteffekt zu ermöglichen, haben wir uns des seit altersher bewährten *Aderlasses* entsonnen. Ein halber Liter abgenommenes Blut senkt Ihren Hämatokritwert etwa um 10 % des Ausgangswertes. Dies klingt für manchen sicher etwas hart, aber die angenehme Wirkung wird Sie überzeugen. Um zu verhindern, daß Ihr Körper diesen „Diebstahl" bemerkt und sofort neues Blut bildet, bedienen wir uns oft des Mikroaderlasses. Mehrmals 80 bis 130 ml Blut, also unterschwellige Dosen abgenommen, erzielt einen besseren Effekt. Die Gegenregulation Ihres Körpers wird verhindert.

Wohlgemerkt, dieser Eingriff kommt nur für die Patienten – meist Männer – in Frage, die trotz Ernährungsumstellung langfristig nicht in den Bereich unter 42 % kommen.

Mancher wird nun fragen: Und wie ist es mit dem Eisenverlust durch wiederholte Aderlässe?

Dieser ist für die „vollblütigen", meist männlichen Patienten unbedeutend. Im Gegenteil! Ein Eisenverlust ist für sie sogar günstig. Der Herzinfarkt ist der „men killer" unserer Tage. Nach finnischen Untersuchungen rangiert das Eisen noch vor Bluthochdruck und Cholesterin auf Platz zwei der Herzinfarktrisikofaktoren. Nur Zigarettenrauchen erwies sich als gefährlicher. Ein gewisser Blut- und Eisenverlust ist für uns Männer also von Zeit zu Zeit sehr günstig. Die höhere Lebenserwartung der Frauen belegt diese positive Wirkung sehr anschaulich.

Ihr Körper greift bei verminderter Nahrungszufuhr diese als „Gewebschlacken" imponierenden Eiweißstoffe an und verbrennt sie. Schließlich kann Ihr Körper zwar den Energiebedarf drastisch reduzieren, aber er ist kein Perpetuum mobile. Dies ist der Hauptmechanismus der Entschlackung in einer Fastenkur.

Wir helfen ihm dabei, wenn erforderlich, mittels Aderlaß. Generell unterstützen wir zusätzlich die Reinigung über die Nieren durch reichliches Trinken und über den Darm durch die Berieselung mit Bitterwasser.

2.4 Die Colonhydrotherapie

Eine in bestimmten Fällen mögliche Unterstützung bei der Grobsäuberung des Darmes ist die Colonhydrotherapie. Diese Methode stammt aus den USA. Sie kann zwar nicht die Heilprinzipien der Schonung und Schulung des Darmes ersetzen. Sie kann auch nicht das letzte Ziel der Säuberung des Darmes bewirken, nämlich das Wiedererwachen der Selbstreinigungsfähigkeit. Sie kann aber eine durchgreifende Grobsäuberung erreichen und auch diese nur im Dickdarm. Wir wenden sie gerne gezielt bei jenen Fällen an, bei denen eine Beschleunigung der Grobsäuberung angezeigt ist. In den meisten solchen Fällen genügen aber ein- bis dreimalige Durchführung. Bei zu häufiger Anwendung kann die Colonhydrotherapie eine starke Erschlaffung des Dickdarmes zur Folge haben. Ist dieser große Einlauf wirklich so unangenehm, wie es im ersten Moment erscheint? Der praktische Ablauf sieht folgendermaßen aus:

In Rückenlage des Patienten wird durch ein dünnes Plastikrohr im After der gesamte Dickdarm mit körperwarmem Wasser gefüllt. Danach wird mit gezielten milden Handbewegungen des Behandlers der Darm zur Entleerung angeregt. Das gesamte Wasser fließt nun durch einen zweiten Kanal dieses Plastikrohres auf saubere Weise über das Gerät ab. Dort befindet sich ein 40 cm langes Sichtglas, worin die ausgeschiedenen Stuhlreste betrachtet werden können. Es werden dabei oft Dinge herausgespült, die die Patienten wochen-, ja jahrelang nicht gegessen haben. So lange können in Ausbuchtungen des Darmes wandständig anhaftende Kotreste verweilen! Daß diese dort chronische Entzündungen und Schmerzen hervorrufen, ist naheliegend. Diese Behandlung ist für den Patienten nicht sonderlich unangenehm und sehr effektiv. Besonders gefährlich sind Dickdarmdivertikel. Das sind kleine, etwa fingerkuppengroße Ausstülpungen der Darmwand, bedingt durch Fäulnis oder Gärung. Darin bleibt Darminhalt abgekapselt lange Zeit liegen. Entzündung und Schmerz, aber auch Dickdarmkrebs, können die Folge sein. Die Colonhydrotherapie bläht den Darm mit einem gewissen Druck auf und eröffnet die Ausführungskanäle der Divertikel. So können die Kotreste herausgespült werden. Aber auch wenn Sie keine Divertikel haben, kann Ihnen die Colonhydrotherapie in der Kur eine segensreiche Unterstützung sein. Bei Divertikulitis, d. h. Entzündung dieser kleinen Ausstülpungen der Darmwand, darf die Colonhydrotherapie nicht angewendet werden.

Nun noch eine Antwort auf die oft gestellt Frage: Ist es nicht nachteilig, wenn die Darmflora hinausgespült wird?

Es ist gar nicht möglich, die Darmflora durch Spülung grundlegend zu verändern. Sonst wäre man ja seine Gärungs- oder Fäulnisbakterien oder Darmpilze schnell los. In manchen Fällen, wo eine sehr ungünstige Darmflora besteht, kann nach der Kur eine Darmsymbioselenkung erfolgen. Allein durch die veränderte Ernährung wird ja ein Selektionsdruck, das heißt eine positive Auslese erzeugt. Wenn man dann noch einige gute Stämme medikamentös zufügt, wird vorübergehend eine bessere Besiedelung mit Darmkeimen erreicht.

Wie kompliziert es ist, wenn man einen Dauereffekt erzielen will, besprechen wir in Kapitel 5.

2.5 Was tun, wenn es in der Kur bergab geht?

Die Säuberung des Darmes und die fastenbedingte Mobilisierung von Schlackenstoffen aus dem Bindegewebe können zu einer Kurkrise führen. Diese entsteht dann, wenn die Ausscheidungsorgane Darm, Niere, Lunge und Haut nicht so schnell die aus den Geweben anflutenden Giftstoffe ausscheiden können. Man fühlt sich dabei schlecht. Kopfschmerzen, kurzzeitige Aktivierung früherer Schwachpunkte (z.B. Schleimbeutelentzündungen im Schultergelenk) und andere Beschwerden können auftreten.

In dieser Situation helfen drei Maßnahmen:

1. reichliches Trinken zur forcierten Giftausscheidung über die Nieren

2. Basenpulver (Anhang 12.3) zur Neutralisierung der Säuren im Blut (etwa 2–3mal täglich einen Teelöffel auf $^1/_4$ Liter Wasser),

3. Einläufe zur Entgiftung über den Darm.

Zunächst zum Trinken:

Die Körpersäfte sind das Transportmedium für Nährstoffe zur Zellversorgung einerseits, für ausscheidungspflichtige Gift- und Schadstoffe andererseits. Um den Körper in der Mayr-Kur möglichst gut und ausreichend zu entschlacken, ist ein kontinuierliches Durchspülen des Organismus mit Wasser notwendig. Nur bei ausreichendem Flüssigkeitsangebot können die durch Fasten mobilisierten Gewebeablagerungen über die Entgiftungsorgane entsprechend ausgeschieden werden. Ein zu geringes Flüssigkeitsangebot in der Kur führt zur Anhäufung von Schadstoffen im Blut und damit zu unangenehmen Rückvergiftungserscheinungen mit Kopfschmerzen, Schwindel, Schwächegefühl und stark beeinträchtigtem Wohlbefinden. Je mehr Sie in der Kur trinken, desto rascher werden die Gifte über Darm, Nieren, Haut usw. ausgeschieden, und um so wohler fühlen Sie sich.

In erster Linie empfehlen wir mineralstoffarmes ungechlortes Quellwasser ohne Kohlensäure.

Um die Giftausscheidung zu forcieren und Kurkrisen vorzubeugen bzw. diese abzumildern, bewähren sich besonders auch Heilpflanzentees. Der große Erfahrungsschatz von Dr. Rauch mit **Heilkräuteranwendungen in der Mayr-Kur** ist in seinem Buch [49] beschrieben. Folgende kurze Zusammenfassung seiner Empfehlungen soll Ihnen eine Hilfe bei der Teeauswahl sein.

Prinzipiell werden Heilpflanzentees als „blonde" Tees zubereitet: nur 1 gestrichener Teelöffel Tee auf 1 Liter Wasser lediglich überbrühen, 1–2 Minuten ziehen lassen.

Wirkung der Teearten:

Lindenblütentee:	Schweiß- und harntreibend
Anserinentee:	Krampflösend auf den Magen-Darm-Trakt

Fencheltee:	Krampfstillend, entgiftend, harn- und blähungstreibend. Eine Kombination mit Kümmel und Anis bietet sich bei Verdauungsbeschwerden an.
Melissentee:	Beruhigend bei Nervosität, Herzklopfen, Schlafstörungen, nervlich bedingten Magen- und Darmstörungen.
Käsepappel-Tee:	Die Schleimstoffe wirken lindernd bei Entzündungen von Magen und Zwölffingerdarm. *Achtung:* Dieser Tee darf nur kalt angesetzt werden und wird morgens leicht erwärmt und abgeseiht.
Schafgarbentee:	Blutstillend, tonisierend bei Krampfadern, entlastet die Verdauungsorgane. Er wirkt entzündungshemmend und krampflösend und ist das ideale „Bauchwehkraut".
Zinnkraut-Tee:	Wirkt über die Nieren ausscheidungsfördernd.
Bitterpflanzen:	Vor allem Kalmus und Wermut helfen bei Verdauungsschwäche. Von der Kalmuswurzel wird ein winziges Stück gekaut, auch bei Hungergefühl.
Rosmarin-Tee:	Wirkt kreislaufaktivierend und geistig belebend.

Schafgarben- und Frauenmantel-Tee: Bewähren sich bei Frauenkrankheiten.

Während der Mayr-Kur nicht zu empfehlende Teearten:

Kamillentee:	Ein sehr gutes Mittel bei akuten krampfartigen Schmerzzuständen im Bauchraum. Während der Kur und als Dauergetränk ist er jedoch abzulehnen, da er den Darm schlaff und träge macht.
Pfefferminztee:	Das scharfe ätherische Öl betäubt den Darm. Nur bei akuten Magenschmerzen ist dieser Effekt willkommen.

Hibiskus-, Hagebutten- und Früchte-Tees führen zur Stoffwechselübersäuerung, was bei der Kur ungünstig ist.

Der „Schwedenbitter"

Er besteht aus 24 Heilpflanzen und leistet bei fast allen kleinen oder größeren Problemen des Alltags gute Dienste. Wir benutzen ihn in der Kur vor allem zur Behandlung von Kurkrisen.

Die *Entgiftung über den Darm* sollte primär über die *Bittersalzeinnahme* gesteuert werden:

Beim Fasten wird der Energiehaushalt durch den Abbau körpereigener Speichersubstanzen aufrechterhalten. Im Zuge dieses Abbaues werden Gift- und Schlackenstoffe, die im Gewebe abgelagert waren, mobilisiert und in den Darm hinein ausgeschieden. Durch regelmäßige Darmentleerung sollten diese Schadstoffe möglichst rasch aus dem Körper eliminiert werden. Da es während des Fastens durch den Mangel an Ballaststoffen zu Verstopfungserscheinungen und damit einem Stop der Körperentschlackung kommen würde, ist es notwendig, die gesamte Kurdauer hindurch eine isotone Bittersalzlösung einzunehmen, um auch während des Fastens eine kontinuierliche Darmentleerung zu erreichen. Das Bittersalz wird mit einem gestrichenen Teelöffel auf einem Viertelliter Wasser so dosiert, daß es im Darmrohr das Wasser bindet, den Darminhalt verflüssigt, aber die Darmschleimhaut nicht reizt. Die Wirkung der Bittersalzeinnahme sind meist 1–3 flüssige Entleerungen; es gibt auch geformte Stühle.

Sollten Sie in irgendeiner Weise anders reagieren, besprechen Sie es bitte mit dem Arzt. Reduktion der Bitterwassermenge bei mehr als vier Entleerungen täglich sollte so erfolgen, daß Sie das Glas wie gewohnt füllen und dann ein Drittel bzw. die Hälfte weggießen. Steigerung der Bitterwassermenge bei fehlender Stuhlentleerung erfolgt entsprechend diesem Prinzip der konstanten Bittersalzkonzentration durch Trinken eines zweiten Glases mittags bzw. $1\,^1/_2$–2 Gläser morgens (zweites Glas auffüllen und eventuell die Hälfte weggießen, so lange bis Sie die richtige Menge gefunden haben). Füllen Sie morgens das Glas mit der Lösung mit warmem Wasser auf und trinken Sie es nüchtern. Danach bitte 45 Minuten nichts essen oder trinken!

Sollte das Bitterwasser jedoch keine Wirkung zeigen, können Sie selbst Einläufe mit einer kleinen Gummipumpe machen, mehrmals am Tage. Möglich ist dabei das Beimischen von 1 Teelöffel Basenpulver z. B. Natron, auf 1 Liter Einlaufwasser. Dies regt den Darm energisch an. Die Zugabe von Basenpulver zum Einlauf sollte aber nicht zu oft erfolgen, da im Dickdarm ein saures Milieu bestehen soll. Besonders effektiv ist in dieser Situation natürlich auch die Colonhydrotherapie.

Eine andere lästige Komplikation in der Kur sind Muskelkrämpfe. Wenn ein verborgener Mineralstoffmangel besteht, kann es durch das Bitterwasser zu einer Verschlimmerung kommen. Ziehende Schmerzen in den Beinen und im Kreuz sind typische Zeichen. Zur Vorbeugung geben wir Kalium-Magnesium-Präparate, in ernsteren Fällen auch als Infusion. Die natürlichste und effektivste Nahrungsquelle für diese Mineralstoffe ist die Zuckerrohrmelasse. Für manche Patienten ist sie in der Kur ein wahres Lebenselixier.

Bei allgemeiner Kreislaufschwäche durch zu niedrigen Blutdruck bewährt sich eine Prise gutes Steinsalz oder Meeressalz.

Bewegung in der Kur

Bewegung an der frischen Luft ist eine sehr wichtige Regenerationsmaßnahme für den Organismus. Auch während der Kur sollten Sie sich sportlich im Freien betätigen, aber nur in dem Maße, wie es Ihnen leicht fällt. Wandern, Golfen, Radfahren, Schwimmen, Tennis usw. sind empfehlenswerte Sportarten. Bedenken Sie aber bitte, das jedes Zuviel an körperlicher Aktivität während der Kur eher schadet und falscher sportlicher Ehrgeiz für das Herz-Kreislauf-System sogar gefährlich werden kann.

Ein Training zur körperlichen Leistungssteigerung ist während der Fastenkur nicht möglich, da dem Körper die dafür notwendigen Vital- und Aufbaustoffe nicht zugeführt werden.

Bestimmen Sie Ihr Tagespensum an körperlicher Aktivität selbst in dem Maße, daß Sie das Gefühl haben, etwas geleistet, sich aber nicht überfordert zu haben.

Wenn Sie vom Hotel weggehen, sollten Sie daran denken, daß Sie auch den Rückweg noch leicht schaffen müssen.

Für eventuelle Schwächeanfälle bei Wanderungen (die nicht zu ausgedehnt sein sollen) ist eine Kursemmel als „eiserne Reserve" erlaubt. Dies sollte aber der Ausnahmefall sein. Meist hilft es hier, ein Stück Kalmuswurzel langsam im Mund zu zerkauen.

Sollten Sie sich im Rahmen einer Entgiftungsreaktion während der Kur einmal schlecht fühlen, so sollten Sie möglichst wenig unternehmen und eher Bettruhe einhalten.

Vernünftige körperliche Betätigung während der Kur stabilisiert den Kreislauf, verbessert die Sauerstoffversorgung der Gewebe und fördert die Entgiftung.

2.6 Das Fieber – unser bester Freund!

Viel trinken, mehrere Einläufe, zusammen mit einem Tag Fasten sind die beste biologische Bekämpfung akuter fieberhafter Infekte! Diese sind überhaupt eine willkommene Reinigungsmöglichkeit für unseren Körper. Deshalb schimpfen Sie bitte nicht auf die „bösen Viren", die Sie „leider wieder erwischt" haben. Freuen Sie sich lieber, wenn Sie 2–3mal im Jahr für 1–2 Tage mit Fieber ins Bett dürfen. Und gönnen Sie sich bitte diese Zeit. Im Fieber verbrennen Sie viele Schlacken und scheiden sie aus. Danach werden Sie regeneriert und verjüngt wieder auferstehen, wie Phönix aus der Asche.

Jedes Fieberzäpfchen, welches diesen Reinigungsprozeß unterbricht, ist ein Schritt hin zu chronischen Krankheiten. Hier haben sie den Bock zum Gärtner gemacht! Den vermeintlichen Gewinn an Arbeitszeit durch fiebersenkende Mittel, wenn Sie glauben, unabkömmlich zu sein, müssen Sie teuer bezahlen. Vielleicht im Verhältnis 1 : 100 oder noch mehr, müssen Sie diese gewonnene Zeit einige Jahre später durch chronische Krankheit zurückzahlen. Schlechtere „Kreditbedingungen" als den hier geschilderten „Arbeitszeitkredit" gibt es gar nicht.

Fieber ist ein Segen, kein Fluch! Ein großer Arzt (Parmenides aus Elea) sagte schon 500 v. Chr.:

„Gebt mir die Macht, ein Fieber zu erzeugen und ich heile alle Krankheiten!"

Übrigens wirkt die bei Krebserkrankungen bewährte Behandlung mit Mistel-Präparaten auch in diesem Sinne.

Wenige Menschen haben von Natur aus ein solch starkes Immunsystem, daß sie ohne Fieber alle fremden Keime beherrschen. Viele jedoch hatten als Kinder und junge Erwachsene öfter Fieber. Erst so ab dem 30. oder 40. Lebensjahr werden Sie „leistungsstabil". Sie fallen nicht mehr aus im Dienst, haben kein Fieber mehr. Dies ist jedoch oft kein Zeichen von Gesundheit, sondern von **Starre**. Und 10 Jahre später, bei einer möglichen Krebserkrankung sagen sie dann: „Ich kann mir das gar nicht erklären. Zehn Jahre war ich nicht einen Tag krank und jetzt so etwas!"

Kurzum, **Regulation** (auch mit Tiefpunkten) **ist Leben**, Starre ist Tod!

Helfen wir unserem Körper bei der Regulation, geben wir ihm die Zeit dafür, wenn er uns mit 38,8° C Fieber darum bittet.

Die Sauna ist ein künstliches Fieber, wenn Sie weniger, aber dafür längere Saunagänge machen. Für mich persönlich hat sich folgendes Vorgehen bewährt: 2mal 13 bis 18 Minuten bei 75–90° C, danach 5 Minuten im Ruheraum nachschwitzen und danach erst Kaltwasseranwendung. Dadurch erzielen Sie eine Steigerung der Körpertemperatur um etwa 1,5° C für mindestens 1 Stunde. Allerdings muß jeder selbst sein individuelles Optimum finden. Eine Steigerung der Körpertemperatur um 1° C verdoppelt die Geschwindigkeit aller Stoffwechselvorgänge. Dieses künstliche Fieber 1–2mal wöchentlich aktiviert Ihr Immunsystem und hilft, Schlacken zu verbrennen. Außerdem scheiden Sie über den Schweiß reichlich üble Stoffe aus, wie Ihnen der Geruch beweist. Natürlich gehen auch einige Mineralstoffe und Spurenelemente gleichzeitig mit verloren, die im nachhinein ersetzt werden müssen. Einen gleichen Effekt erreichen Sie durch Ausdauertraining (60–90 Min. Belastung mit einer Herzfrequenz von 110–140 Schlägen/Min.). Besonders wirkungsvoll ist die Sauerstoffmehrschritt-Therapie nach Prof. von Ardenne. Bewegung plus Inhalation von 100 %igem Sauerstoff ist für ältere Menschen mit reduzierter Stoffwechselaktivität sehr wertvoll. Diesen Sauerstoff kann man noch ionisieren, so wie er in heilklimatischen Kurorten am Meer und im Hochgebirge vorkommt.

2.7 Den Leberwickel lieben alle – wozu ist er gut?

Alle in die Blutbahn gelangenden Giftstoffe muß die Leber verarbeiten. Bei den meisten Patienten ist sie schon „müde" von der vielen Verdauungsarbeit und geschädigt durch Fehlernährung im täglichen Leben. In der Kur muß sie zunächst noch mehr arbeiten, da sie mit den massiv aus den Geweben anflutenden Giftstoffen überlastet wird.

Eine Stunde mit einer Heißpackung auf dem Oberbauch vor dem Mittagessen im Bett – was gibt es Schöneres? Ihre Leber wird maximal durchblutet, Ihr Blut gefiltert. Ihr Körper dankt es meist mit einem wohligen Kurzschlaf.

Die zu Kurbeginn vergrößerte Leber ist oft schon nach zwei Wochen deutlich regeneriert, entstaut, von normaler Größe.

2.8 Physiotherapeutische Maßnahmen zur Entschlackungsförderung

Verschiedene klassische Massagetechniken fördern die Durchblutung und Reinigung der Muskulatur und des Unterhautfettgewebes.

Besonders hervorheben möchte ich hierbei die **manuelle Lymphdrainage.** Mit gezielten, zarten Handgriffen wird ihr Lymphsystem aktiviert. Dieses stellt einen Nebenfluß des Blutgefäßsystems dar. In den kleinsten Blutgefäßen tritt Flüssigkeit ohne Blutzellen ins Gewebe aus. Diese Flüssigkeit wird im Lymphsystem gesammelt und parallel zu den Venen herzwärts geleitet. Erst an der linken Halsseite, kurz vor dem Herzen, fließt diese Lymphflüssigkeit wieder ins Blut zurück. Bis hierhin ist sie in mehreren Lymphknoten, die als Filterstationen wirken, gereinigt worden.

Bei vielen von uns besteht durch inaktive Lebensweise, nach Operationen oder Röntgenbestrahlungen, ein Lymphstau. Damit werden die gestauten Gewebe, vor allem die Beine, schlechter ernährt. Anfälligkeiten (Kniegelenke, Sehnen, Cellulitis usw.) sind die Folge. Hier wirkt die manuelle Lymphdrainage wirklich Wunder. Eines gilt es aber zu betonen:

Alles was die Durchblutung steigert, hemmt den Lymphfluß!

Jede Überwärmung (intensives Training, heiße Bäder, Sauna) und mechanische Reizung (Trockenbürsten, Reiben, Frottieren) bremst den Lymphstrom durch Erweiterung der Lymphgefäße. Eine bestimmte Wassermenge in einem schmalen Bach fließt schneller als in einem breiten Fluß. Dort versackt sie, ähnlich wie die Lymphflüssigkeit.

Durchblutungsförderung und Lymphdrainage sind also gegensätzliche Ziele!

Es liegt in der Verantwortung Ihres Therapeuten, das für Sie Primäre zu erkennen und die Behandlung schwerpunktmäßig darauf abzustimmen.

Aus diesem Grunde versuchen wir, die genannten gegensätzlichen Therapieverfahren jeweils in Blöcken zu konzentrieren. In der Lymphdrainagephase sind demzufolge Sauna und heiße Bäder ungünstig. Während einer Kur kann man eine ideale Trennung nicht gewährleisten, das ist nur über einen längeren Zeitraum ambulant möglich.

Das Ziel: „*Das eine zu tun, ohne das andere zu lassen*" erfordert viel Fingerspitzengefühl.

Wasseranwendungen jeglicher Art sind ein wichtiges Entschlackungsmittel über die Haut. Schwimmen, Unterwassermassagen, -gymnastik, -extensionen (Dehnung der Wirbelsäule), Heilmoorvollbäder und -teilpackungen, Auslaugebäder, Kräuter-, Sprudel- und Molkebäder, Rumpfreibebäder und Reibesitzbäder nach Kuhne [46] sind beliebte und sehr wirksame Methoden.

2.9 Ein besonders „heißes Eisen" – das Radon!

Dieses schwach radioaktive Edelgas ist im Gasteiner Thermalwasser enthalten, welches aus den Tiefen der Berge des Tauern-Nationalparks herausquillt.

Darauf beruht der Ruhm dieser Kurregion bei allen Erkrankungen des Bewegungsapparates, Asthma, Unterleibserkrankungen von Frau und Mann und Nervenentzündungen. Wer es kennengelernt hat, weiß seine Heilkraft zu schätzen, so wie die Kaiser Franz Josef, Wilhelm II. und Bismarck.

Viele Menschen sind jedoch verunsichert durch Presseberichte über die Gefahr von Radon in Wohnhäusern. In einer ausführlichen Studie über die Häufigkeit von Krebsfällen in Gebieten mit erhöhter natürlicher Radioaktivität haben Fachleute diese Bedenken eindeutig widerlegt. In großen Studien in den USA, Kanada, Schweden, Brasilien, Indien und China wurde nachgewiesen, daß die Krebshäufigkeit in diesen Gebieten mit leicht erhöhter Untergrundstrahlung deutlich niedriger ist als anderswo. Dieser paradoxe Effekt ist nur mit der Homöopathie vergleichbar. Niedrige Dosen wirken heilend, während große Dosen schädigen. Dieser, auch als „Hormesis" bezeichnete verjüngende, stoffwechselaktivierende und immunstimulierende Effekt niedrig dosierter Radioaktivität entsteht durch eine Verbesserung der Reparaturmechanismen unseres Körpers. Wie bei jedem körperlichen Trainingsreiz fühlt man sich auch im Gasteinertal in den ersten Tagen etwas müde. Um so größer ist das Wohlbefinden in der zweiten Hälfte und nach der Kur zu Hause.

Die Radonbäder werden selbstverständlich nur fallweise bei unseren Mayr-Patienten und entsprechenden Beschwerden angewendet. Die noch wesentlich intensivere Variante, der Heilstollen mit radonhaltiger Luft und Temperaturen wie in einer Dampfsauna, kann mit einer strengen Form der Mayr-Kur nicht kombiniert werden. Jeder muß bei uns sein Hauptanliegen definieren: primär eine Darmsanierungskur nach Mayr oder eine Thermalkur.

Wer sich für letztere entscheidet, aber auch einen behandlungsbedürftigen Darm hat, kann selbstverständlich eine sanfte Variante der Mayr-Kur mit „Milder Ableitungsdiät" [48] in dieser Zeit durchführen. Die Entscheidung muß immer individuell auf den Patienten abgestimmt sein.

2.10 Ayurveda – Reinigung und Ordnungstherapie aus dem Erfahrungsschatz Indiens

Die Begriffe Yoga und Ayurveda sind uns analytisch denkenden westlichen Menschen schon zum Symbol der fernöstlichen, ganzheitlichen Weltsicht geworden. Dieses altindische Lebenssystem umfaßt:

● **Ernährungslehren**
● **körperliche, auch innerliche Reinigungsvorschriften**
● **Körperübungen (Hatha Yoga)**
● **einen reichen Schatz an Lebensweisheiten und als höchste Stufe**
● **die Meditation**

Mit Sicherheit sind nicht alle Rituale und Vorschriften unter unseren Lebensbedingungen richtig. Als Beispiel sei nur das empfohlene Trinken von abgekochtem Wasser angeführt. Wasser als Träger feinstofflicher Schwingungen, mit in der Molekularstruktur gespeicherten Bioinformationen, ist ein Lebenselixier. Durch Abkochen wird diese Information gelöscht. Das

Wasser ist tot. Aber es ist immer noch besser totes Wasser zu trinken, welches nichts nützt, aber wenigstens nicht schadet. Durch Kochen werden immerhin die Krankheitserreger abgetötet und das hochgiftige Chlor aus unserem Trinkwasser entweicht. Chlor ist übrigens ein schweres Stoffwechselgift. Es ist eines der stärksten Oxydantien, fördert Arterienverkalkung und Thrombosen. Nach Einführung der Trinkwasserchlorierung in den USA stieg die Thromboserate auf 500 %! Dieses Wasser, welches aus den Leitungen kommt, ist unabgekocht schädlicher als Kaffee, Alkohol, Limonade und Cola zusammen. Glücklicherweise haben wir hier im Gasteinertal frisches Quellwasser ohne Chlorzusatz.

Als Trinkwasser sind reine Quellwässer aus großen Tiefen (siehe Kapitel 6, Punkt 8) zu empfehlen, die noch die aktivierende Schwingung aus dem Erdreich übertragen. Hier also ist die Empfehlung aus dem Ayurveda sicher für die hygienischen Bedingungen in Indien richtig, aber nicht die beste Empfehlung für uns. Nach dieser Einschränkung zu Beginn möchte ich aber die Entgiftungsmaßnahmen des Ayurveda erwähnen. Hier ruht ein Potential, welches wir in Sonderfällen als Ergänzung für die Mayr-Kur einbeziehen können.

Als probate Methode kann hier auch das morgendliche Mundbad mit Sonnenblumenöl zur Entgiftung genannt werden. Bei dieser „Ölziehkur nach Karach" wird 10–15 Minuten lang 1 Eßlöffel Öl im Mund hin und her bewegt und ausgespuckt. Dies kann jeder zu Hause bequem durchführen. Neben dem Reinigungseffekt, den man an dem verbrauchten Öl erkennen kann, hat dieses Bad noch einen weiteren Vorteil: 15 Minuten Mundhaltenmüssen – das sind 15 streßfreie Minuten am Morgen – ein Labsal für die Seele! Ein Labsal für Körper und Seele ist die Synchron-Massage unter fließendem warmen Sesamöl, die „königliche Therapie" im alten Indien. Sie wäre eine wertvolle Ergänzung auch für unsere Naturheilkunde westlicher Prägung.

Auch über die differenzierte Wirkung von Heilpflanzen und Gewürzen weiß die indische Volksmedizin sehr viel Neues in unsere Ernährungsgewohnheiten einzubringen [63].

2.11 Ist es gerechtfertigt, geringschätzig auf die „Ausleitungsverfahren" der früheren Ärzte hinabzublicken [1, 2]?

Aus der Vielzahl von Möglichkeiten bewähren sich:

Reinigung des Blutes durch Schröpfkopfbehandlung (Es wird lokal durch halbkugelförmige Gläser ein Vakuum auf kranke Körperstellen übertragen und so das belastete Blut abgeleitet)

Blutegeltherapie (Eine wertvolle Behandlung bei Krampfadern, Thrombosen und Lymphstauungen, die angenehmer ist, als man annimmt)

Zur Sicherung gegen Krankheitsübertragungen müssen allerdings von den Blutegelfarmen endlich Laborkontrollen eingeführt und auf Importe aus Südostasien verzichtet werden!

Ausleitung belasteter Lymphflüssigkeit durch Cantharidenpflaster (Mit dem auf die erkrankte Körperstelle aufgetragenen Extrakt der spanischen Fliege wird eine große Hautblase erzeugt. Die sich darin ansammelnde Lymphflüssigkeit nimmt viele Schlackenstoffe mit hinaus)

„Vom sicheren Bord läßt sich's gemächlich raten." Wer gesund ist, könnte über „derlei Unsinn" leicht die Stirne runzeln. Wer jedoch wegen chronischer Beschwerden verschiedenster Art seit Jahren eine erhebliche Minderung der Lebensqualität in Kauf nehmen muß, wird vielleicht aufgeschlossen sein. Dann kann der letzte Strohhalm zum rettenden Balken werden. In der Hand des erfahrenen Arztes beweisen diese Ausleitungsverfahren durch ihren Erfolg die Richtigkeit der Erfahrungen früherer Ärztegenerationen. Auf Bewährtem aufbauen und Neues hinzufügen – daraus wird eine optimale Synthese. Die genannten entschlackenden Ausleitungsverfahren sind in vielen Fällen segensreich. Die primär treibende Kraft der Entschlackung ist aber der vorübergehende völlige oder teilweise Nahrungsentzug in der Mayr-Kur. Alle genannten entschlackungsfördernden Zusatzanwendungen sollen den Körper dabei unterstützen. Keinesfalls soll dabei die Hauptsache, nämlich das Fasten, verdrängt oder ersetzt werden. Ohne diese gewaltige, allen Lebewesen seit ewigen Zeiten bekannte Kraft des Nahrungsmangels bewegt sich in der Kur trotz Massagen, Bädern usw. relativ wenig.

2.12 Ist es schädlich, wenn inkonsequente Patienten jahrein-jahraus in der Kur Gewicht verlieren und dann wieder zunehmen?

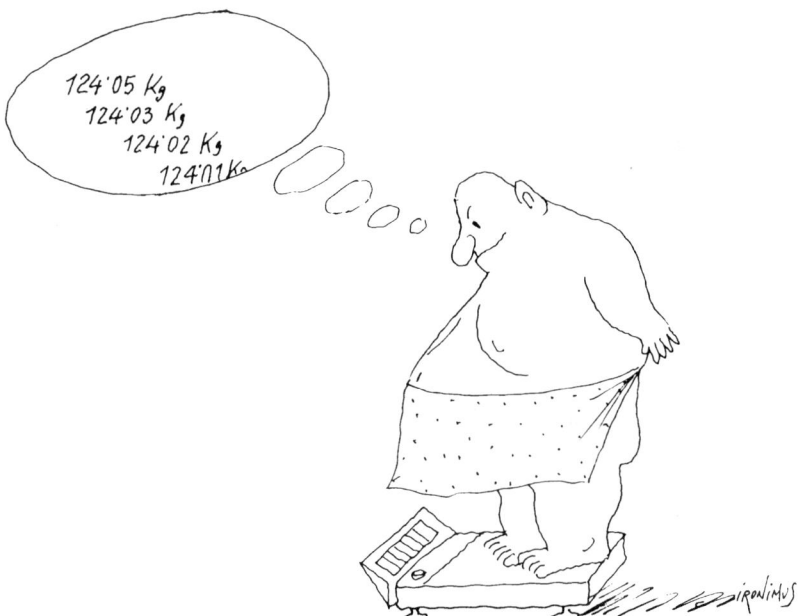

Betrachten wir zunächst die **Gewichtsabnahme beim Fasten:**

Bei reinem Teefasten wie auch bei der Milchdiät ist der Gewichtsverlust in den ersten Tagen größer durch die Ausschwemmung von überflüssigem Gewebswasser. Dies wird durch die unnötige Kochsalzzufuhr bei normaler Kost im Körper gebunden. Danach pendelt sich beim Teefasten der tägliche Verlust an Körperfettgewebe auf einen ziemlich konstanten, aber individuell sowie geschlechtsspezifisch unterschiedlichen Wert ein.

Bis auf wenige Ausnahmen ist bei der Milchdiät die Gewichtsabnahme natürlich etwas geringer. 1 Kilogramm Fettgewebe (das ist ja nicht nur reines Fett) liefert 6 000 Kalorien. Gehen wir als Rechenbeispiel einmal von einem täglichen Gewichtsverlust von 300 g aus. Da die Verdauungsarbeit entfällt, die 30 % des normalen Energieverbrauchs ausmacht, hat der Fastende mit etwa 2 000 Kalorien ausreichend Energie für den Leistungsumsatz (Arbeit, Sport usw.) zur Verfügung. Die Gewichtsabnahme geht aber oft nicht linear. Es gibt Stagnationsphasen über einige Tage, wo sich gar nichts bewegt und danach regelrechte Gewichtsstürze. Hier spielen Medikamente, die Periode bei der Frau und andere Faktoren eine Rolle. Um sich Mißerfolgserlebnisse zu sparen, sollte man sich nur einmal wöchentlich morgens nüchtern wiegen.

Bedenken Sie aber bitte, daß dieses verlorene Gewicht nicht „Substanz" ist, sondern altes Gewebe, Eiweißschlacken aus Gefäßwänden und Bindegewebe und natürlich Wasser. Gesundheitlich wiegt dieser abgeworfene Ballast somit doppelt.

Nach der Kur gibt es völlig unterschiedliche Verläufe. Manche Patienten nehmen in der Nachkur zu Hause weiter ab und halten dieses Gewicht. Bei anderen wiederum bleibt das Gewicht mit Abschluß der stationären Kur konstant. Ein kleiner Teil der Patienten jedoch schießt nach der Kur binnen weniger Monate wieder auf das alte Gewicht hinauf, manche sogar noch höher. Die Ursache dafür liegt gerade bei sehr untergewichtigen „Verdauungsschwächlingen" in der Gesundung des Darmes. Bei diesen Patienten freuen wir uns über diese Gewichtzunahme nach der Kur. Bei stark übergewichtigen Fastenprofis müssen dafür aber der eigentlich sinnvolle Ökonomisierungseffekt auf den Stoffwechsel durch häufige strenge Fastenkuren sowie die mangelnde Eßdisziplin im täglichen Leben verantwortlich gemacht werden. Dieser Gewichts- und Kurverlauf ist sicher nicht ideal. Ist er aber nachteilig?

Um dieses Thema – Jo-Jo-Effekt – gibt es eine nie versiegende Diskussion.

● Es geht um die Grundfrage: Sind wir ein System mit Speichern, welche von Zeit zu Zeit entleert werden müssen, um intakt zu bleiben (wie bei einer Batterie)?

● oder aber: Führt jede vorübergehende Mangelernährung oder Fastenphase zu einem unwiderbringlichen Verlust an Lebensenergie (Vitamine, Mineralstoffe und Eiweiß) mit der Folge von frühzeitigem Altern, Osteoporose usw.?

Die Menschheitsgeschichte war überwiegend durch vorübergehende Phasen der Not und des Mangels geprägt. Nur weil sich das Leben darauf eingestellt hat, existieren wir heute noch. Es ist töricht zu glauben, daß wir so schutzlos und anfällig den Gezeiten des Lebens überlassen worden sind. Die jahrtausendealte Geschichte hat es bewiesen und Tierversuche bestätigen es: Fastenphasen und leicht unterdurchschnittliche Kalorienversorgung aktivieren die Lebenskräfte, verlängern das Leben. Unser Körper ist in ständiger Erneuerung begriffen. Nach sieben Jahren sind die meisten unserer Körperzellen durch neue ersetzt.

In einer vorübergehenden Abbauphase durch Fasten greift unser Körper nicht sein wertvollstes Gut, *das Herz, die Leber, die Knochen, die Nieren* an. Vielmehr verwertet er zuerst:

● *Die Schlacken,* also das was ihn belastet.

● Dann alles Überflüssige, *den Ballast,* kurzum alles, was ihn krank macht.

Unser Körper entleert zuerst seine überschüssige Gewebsflüssigkeit und die Grobschlacken aus dem Darm und danach sein Bindegewebe, seinen „Mülleimer" für Schadstoffe aller Art. Wenn nun ein Teil der Fastenanhänger jedes Jahr einmal einige Kilogramm abnimmt, um sie sich dann wieder anzufuttern, so ist dies sicher nicht optimal. Aber besser als konstant auf hohem Gewicht zu bleiben ist es allemal. Diese Patienten entleeren nämlich jedes Jahr ihren „Mülleimer" Bindegewebe. Sie haben dann wieder Platz, um die nicht zu bewältigenden Schadstoffe im folgenden Jahr ungefährlich „zwischenzulagern". Erst wenn diese Reinigung einige Jahre unterbleibt, wenn die Speicher, „die Mülleimer" überfließen, dann droht die Schädigung der wichtigen inneren Organe, Hormondrüsen usw.

Atrophiker, schwächliche schlanke Kranke, haben diese Schadstoffdeponie im Binde- und Fettgewebe nicht. Bei ihnen werden die wichtigen inneren Organe frühzeitig mit Schwermetallen und chemischen Giften belastet. Die korpulenten Mitmenschen sind oft erstaunlich vital. Die Ursache dafür haben wir jetzt besprochen.

Jo-Jo ist nicht ideal, aber besser als gar nicht zu fasten!

Nach diesem Trostpflaster für unsere kleinen Sünderlein nun zu einem anderen wichtigen Thema.

3 Regulationstherapien

3.1 Was sind Regulationstherapien und wie kann man sie mit der Mayr-Kur kombinieren?

Die klinische Medizin basiert auf dem westlichen analytischen Denken. Die Regulationstherapien hingegen entsprechen der synthetischen, kybernetischen Betrachtungsweise, wie sie auch für die fernöstliche Medizin typisch ist.

Mit diesem Thema begeben wir uns nun gemeinsam endgültig auf das Glatteis der erbittert kontrovers geführten Diskussion zwischen Naturheilkundlern und Schulmedizinern.

Die ersteren können sich nicht eindeutig und wissenschaftlich exakt ausdrücken, was im Gegenstand der Diskussion begründet liegt, und die letzteren wollen oft nicht verstehen.

Um von vornherein eine Antwort auf mögliche Fehldeutungen dieses Kapitels zu geben, sei auf unser prinzipielles Statement am Anfang des Buches verwiesen.

Nicht materielle Gesichtspunkte und persönliches Profilierungsstreben, sondern einzig das Wohl des Patienten soll unseren Weg im Labyrinth der möglichen Therapien bestimmen. Haben wir nun durch Darmsanierung und Entschlackung unseren Körper gereinigt, ist er jetzt bereit zur Regulation in Richtung Gesundheit.

Gesundheit ist kein statischer Zustand, sondern der Extrempol einer Waage, auf deren anderer Seite die Krankheit steht. Ohne Krankheit gäbe es die Gesundheit als Pendant nicht. Die Krankheit ist unser Freund. Sie zeigt Fehler in der Lebensführung auf. So hilft sie uns, stabiler, reifer, gesünder zu werden, wenn wir sie überwunden haben. Die Krankheit spielt in unserem Leben etwa die Rolle von Mephisto, den Goethe in seinem „Faust" auf die Frage: „Wer bist Du denn?" sagen läßt: „**... ein Teil von jener Kraft, die stets das Böse will und stets das Gute schafft.**"

Wir wollen jetzt die Therapien besprechen, die unserem Körper bei seinem Bemühen, gesund zu werden, das Ziel weisen. Die Kraft dazu muß er selbst aufbringen. Insofern setzen alle Regulationstherapien einen dazu noch befähigten Organismus voraus.

3.2 Was sind Reflexzonen?

Jeder kennt die lindernde Wirkung von druckvollem Reiben, wenn man sich am Arm oder Kopf gestoßen hat. Diese beruht auf reflektorischer Beeinflussung der schmerzhaften Knochenhaut über Nerven, die wir durch Reiben der Haut erregen. Genauso verhält es sich mit heißen Umschlägen bei Gallenkolik oder Eisanwendung bei einer Sportverletzung.

Wesentlich komplizierter wird es, wenn wir Fernwirkungen erklären wollen. Nehmen wir das Beispiel der *„Holografie"* aus der Physik. Wenn wir durch einen Kristall hindurchsehen, erkennen wir ein Bild unserer Umwelt. Wenn wir den Kristall in viele kleine Stücke zerschlagen, können wir durch jedes Bruchstück wie durch den ganzen Kristall ebenfalls das gleiche Bild erlangen. Alle Eigenschaften des ganzen Kristalls sind also in jedem seiner Bruchstücke vollständig erhalten. Übertragen auf unseren Organismus heißt das:

● Die vollständige Erbinformation die Zähne, Muskeln, Haare usw. wachsen läßt, ist in jeder einzelnen Zelle unseres Körpers enthalten.

● Jede Zelle in unserem Körper ist mit jeder anderen verbunden und in Kommunikation.

Deshalb können wir, z. B. durch Behandlung Ihres rechten Ohres, eine Ischias-Reizung lindern.

Dieser vereinfacht dargestellte Zusammenhang ist das Grundprinzip der **„holistischen", das heißt „ganzheitlichen Medizin".**

3.3 Beispiele für Regulationstherapien

Bleiben wir zunächst beim **Ohr.**

Stellen wir uns ein ungeborenes Kind im Mutterleib vor. Es liegt normalerweise mit dem Kopf nach unten in der Gebärmutter, die die Form der Ohrmuschel hat (siehe Abbildung 10).

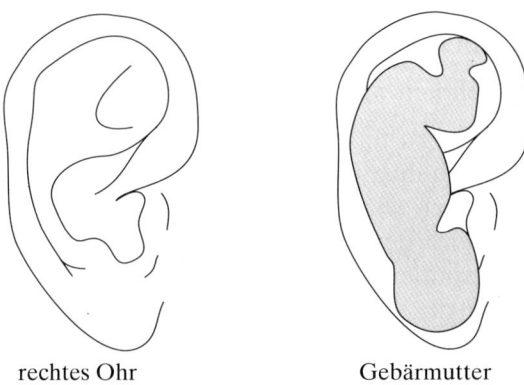

rechtes Ohr   Gebärmutter

Abb. 10

Wenn wir uns so das Kind in die Ohrmuschel projiziert vorstellen, finden wir die meisten Ohrakupunkturpunkte sehr leicht. Die Punkte für den Kopf sind am Ohrläppchen. Darüber finden wir Brust- und Bauchraum, Wirbelsäule und die Beine in beeindruckender Entsprechung. Diese dem Akupunkteur bekannten Punkte werden gereizt, wodurch im zugehörigen Organ die Heilungsvorgänge angeregt werden. Als vegetative Umstimmungstherapie werden die **Ohrkerzen** benutzt. Dies sind innen hohle, kerzenförmige Gebilde aus Wachs. In diesem Wachs sind heilkräftige Kräuteressenzen eingebettet. In Seitenlage des Patienten wird die Kerze auf den äußeren Gehörgang aufgesetzt und am oberen Ende angezündet. Der Rauch mit den Heilkräuteressenzen dringt in den Gehörgang ein. Dort reizt er den Vagusnerven und wirkt über diesen heilend auf Innen- und Mittelohr, Nasennebenhöhlen, Luftröhre und Bronchien. Wer ungläubig ist, kann die reflektorische Nervenverbindung vom Gehörgang zu den Atemwegen leicht selbst überprüfen. Reizen Sie Ihren Gehörgang kräftig mit einem festen Gegenstand. Sie werden bald einen Hustenreiz provozieren.

Gehen wir weiter zur **Nase.**

In ihrem Innern sind beiderseits je drei Nasenmuscheln. Auch bestimmte Areale ihrer Schleimhaut korrespondieren mit inneren Organen. Durch Einführung eines Wattetupfers mit ätherischen Ölen beeinflussen wir großflächig alle diese Reflexzonen in der Nase und wecken ihre Selbstheilungskräfte im wahrsten Sinne des Wortes. Ein Stirnrunzeln oder ein kräftiges Niesen nehmen wir dabei gern in Kauf.

Und nun nehmen wir uns die **Fußsohlen** vor.

Im Gegensatz zu unseren Vorfahren schützen wir sie ängstlich in engen Schuhen vor jeglichem Kontakt mit unserer Mutter Erde. Dadurch werden die Reflexzonen von jeglichem mechanischen Reiz, der von Bodenunebenheiten ausgeht, verschont und besonders sensibel. Deshalb ist die Behandlung von Fernstörungen des Körpers über die Fußreflexzonen so wirksam. Solche Fernstörungen sind Organerkrankungen z. B. an Herz, Magen oder Nieren, um nur einige zu nennen. Diese sind durch das Nervensystem mit den auf Druck schmerzhaften Stellen am Fuß verbunden.

Wie schon beim Ohr können wir uns auch an den Füßen die Anwendung der Reflexzonen mit einem einfachen bildhaften Vergleich veranschaulichen.

Stellen Sie sich bitte den Patienten auf dem Rücken liegend vor. Sie sitzen ihm zu Füßen und schauen von unten auf die Fußsohlen. Diese bilden die Umrisse eines Menschen, der Sie anschaut.

Dort, wo die Organe bei diesem Menschen liegen, befinden sich auch die Reflexzonen auf der Fußsohle. (Eine detaillierte Abbildung finden Sie im Anhang, Punkt 1).

Mit diesem Wissen werden Ihnen auch einige Beschwerden leicht verständlich.

Beginnen wir mit dem **Fersensporn.** Diese schmerzhafte Reizung an der Knochenhaut der Ferse wird durch den Zug der Muskeln auf der Fußsohle hervorgerufen. Die Erkrankung tritt meist erst nach dem 50. Lebensjahr auf, obwohl die Muskeln zu

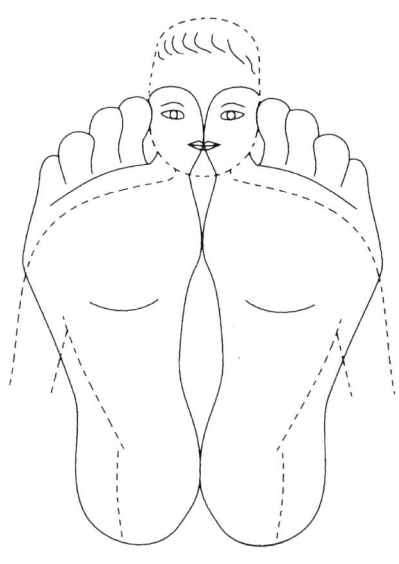

Fußsohlen

Abb. 11: Repräsentation des Körpers in Reflexzonen der Fußsohlen

dieser Zeit nicht mehr Zug als früher dort ausüben. Entscheidend für die plötzliche Anfälligkeit in diesem Bereich ist vielmehr die Rolle als Reflexzone des kleinen Beckens, wie wir oben gesehen haben. Um das 50. Lebensjahr tritt bei Mann und Frau das Klimakterium ein. Während dieser Wechseljahre kommt es zu Veränderungen der inneren Geschlechtsorgane mit Auswirkung auch auf die Reflexzonen am Fuß. Deshalb sind alle Behandlungsversuche, die nur örtlich auf den Fersensporn einwirken, von vorübergehender Wirkung. Dabei meine ich orthopädische Einlagen, Locheinlagen, um den Druck zu vermindern, örtliche entzündungshemmende Spritzen, Ultraschall und Röntgenbestrahlung. Ein zufällig im Röntgenbild sichtbarer Knochensporn an der dort entspringenden Sehne muß überhaupt nicht mit den Beschwerden korrespondieren. Deren wahre Ursache liegt im kleinen Becken – die altersbedingten Veränderungen der Eierstöcke der Frau und der Vorsteherdrüse beim Mann.

Dort muß die Behandlung primär einsetzen, um die Schmerzen am Fuß zu lindern. Andererseits weisen diese Schmerzen am Fuß auf vielleicht behandlungsbedürftige Befunde im Unterleib hin, wie z. B. ein Myom.

Ein weiteres eindrucksvolles Beispiel ist der lästige **Fußpilz**. Was meinen Sie, wo kommt er her? Ich höre schon Ihre Antwort. Im öffentlichen Schwimmbad oder in der Sauna barfuß gegangen, vielleicht sogar noch auf pilzinfizierten Holzrosten. Und hinterher die Zwischenzehenräume nicht gründlich abgetrocknet, fügen Sie gewiß als infektionsbegünstigende Ursache noch hinzu. *Richtig!*

Aber warum kommt er nach radikaler Therapie so schnell und immer wieder?

Den Fehler mit dem Barfußgehen macht man doch meist dann nicht wieder. Und warum kommt er oft nur zwischen der 3. und 4. sowie 4. und 5. Zehe? Wird dort etwa schlechter abgetrocknet als zwischen der 1. und 2. Zehe? Habe ich Sie mit diesen Fragen verwirrt?

Nun, dann wollen wir des Rätsels Lösung suchen. Genau die bevorzugten Stellen für Fußpilz zwischen den äußeren Zehen sind die Reflexzonen der Lymphbahnen des seitlichen Halses. Diese sind bei vielen von uns seit der frühesten Kindheit belastet durch häufige Halsentzündungen. Dieser Erregungszustand bleibt 20, 30 und mehr Jahre bestehen, auch wenn Sie längst keine Halsschmerzen mehr haben. Parallel dazu wird auch die Durchblutung der genannten Zwischenräume, der zugehörigen Fußreflexzonen gedrosselt. Damit ist die Haut dort anfälliger für Fußpilz. Deshalb ist uns diese häufige Fußerkrankung ein diagnostischer Hinweis auf den Hals. Dort müssen wir zunächst eine „Altbausanierung" vornehmen, bevor wir die Folgen am Fuß örtlich erfolgreich behandeln können.

Übrigens waren schon von weitem sichtbare Veränderungen der Fußreflexzonen für mich Anstoß zur Mayr-Kur mit erheblichen persönlichen Konsequenzen.

Neben der Behandlung von Störungen am Fuß durch Angriff an der Ursache (z.B. Hals oder Unterleib), verfügen wir mit der

Reflexzonenbehandlung am Fuß über eine hochwirksame Therapie für viele Funktionsstörungen an anderen Stellen unseres Körpers. Ingham hat diese uralte Behandlungsweise den Indianern abgeschaut. Frau Marquardt hat sie zu einem schlüssigen Konzept weiterentwickelt und in Europa verbreitet [28]. Zur Förderung der tiefgreifenden Regulationsvorgänge während unserer Mayr-Kur schätzen wir diese Methode sehr.

Auch ansteigende Fußbäder mit spezifischen Badezusätzen, die Schiele-Bäder, nützen dieses Reflexprinzip aus und leisten bei Blasen-Nieren-Problemen, Unterleibserkrankungen und Kreislaufproblemen wertvolle Dienste.

Begeben wir uns nun zur Stütze unseres Körpers, zu unserem „Rückgrat", der **Wirbelsäule.**

An der Haltung erkennt man einen Menschen, aber auch seine akute psychische Verfassung. Das zeigt schon die enge Verknüpfung auch zur Psyche. 32 Wirbelsegmente sind miteinander durch Gelenke verbunden und ermöglichen unsere Beweglichkeit bei gleichzeitiger Stabilität. Alle diese Segmente sind mit dem Schädel, dem Gleichgewichtsorgan im Innenohr, allen Muskeln und Gelenken unseres Körpers bis hin zu den Füßen durch Nervenbahnen verbunden. Unser gesamter motorischer Stereotyp wird so ganzheitlich gesteuert.

Eine Störung in einem Gelenk, z. B. dem Sprunggelenk nach einer Verstauchung, wirkt sich so über die gesamte Kette auch auf die Wirbelsäule aus und umgekehrt. Folgen an der Wirbelsäule wie Schiefhals, Ischias und ähnliches sind Ihnen allen leider bestens bekannt. Nur selten ist dabei eine Bandscheibe so geschädigt, daß sie auf Nerven drückt. Meist handelt es sich um Blockierungen der kleinen Zwischenwirbelgelenke, die an sich völlig harmlos sind. Lediglich die ausstrahlenden Schmerzen führen zu schwerwiegenden Beeinträchtigungen Ihres Wohlbefindens und auf Dauer ohne Behandlung zu Abnutzungserscheinungen. Deshalb ist die Chirotherapie eine solch dankbare Behandlung. Bei dieser, auch als „**Manuelle Therapie**" bezeichneten Behandlung setzt der Arzt nach genauester Diagnostik aller Wirbelsäulensegmente entweder einen gezielten Stoß (Manipulation) oder eine weiche Mobilisation zur Lösung der Blockierung ein. Der moderne Trend geht zu den schonenden, weichen Mobilisationstechniken, die risikolos sind.

Durch Wirbelsäulenstörungen entstehen auch Beeinträchtigungen der Funktion innerer Organe wie Galle, Bauchspeicheldrüse, Nieren oder Herz. Ein kleiner Teil der Patienten mit Herzschmerzen hat dabei ein völlig gesundes Herz. Blockierungen des fünften Brustwirbelkörpers können typische Angina pectoris-Beschwerden vortäuschen. Andererseits lösen Schmerzen durch Funktionsstörungen z. B. des Herzens oder auch der Gallenblase sekundär Muskelverspannungen aus und führen zur Blockierung der zugehörigen Brustwirbelkörper (im Falle der Galle sind dies der 7.–9. Wirbel). Selbst wenn das innere Organ wieder gesund ist, kann die Blockierung der Wirbelsäule noch lange Zeit die gleichen Beschwerden provozieren, die dann mit gezielten Handgriffen rasch beseitigt werden können.

So ist die „Manuelle Therapie" an der Wirbelsäule eine wichtige Regulationstherapie, die in jedes ganzheitliche Therapiekonzept gehört.

An dieser Stelle sei eine kurze Zäsur gestattet. Bevor wir bei der Besprechung der Zusatzmaßnahmen weitere Details erwähnen, möchte ich die Wertigkeit von primären Entgiftungsmaßnahmen gegenüber sekundären Zusatztherapien klar herausstellen. Ohne die unspezifische Entgiftung, Reinigung und Darmsanierung können die Regulationstherapien nur schwer ihre Wirkung entfalten. Früher war dies nicht so erforderlich, da die Allgemeinvergiftung noch nicht so ausgeprägt war.

Die Mayr-Kur hat ein enorm breites Spektrum an Heilwirkungen, aber auch sie kann nicht 360° des Kreises abdecken. Deshalb ist es oft zweckmäßig, die eine oder andere der in diesem Kapitel genannten Zusatzmaßnahmen gezielt einzusetzen. Dies muß jedoch nach dem jeweiligen Befund oder Krankheitsbild geschehen. Um das Verständnis für diese Zusatzverfahren zu erleichtern, werden diese als Sekundärmaßnahmen hier kurz erläutert.

Wenden wir uns nun den Eingriffen am Nervensystem zu:

3.4 Akupunktur und Neuraltherapie

Bei der **Akupunktur** wird mittels Nadelstich, Laserlicht, Wärme oder elektrischer Stromimpulse auf genau bestimmbare Punkte der Körperoberfläche eingewirkt. Je nach Art und Intensität dieses Reizes werden gestörte Organfunktionen durch Aktivierung oder Beruhigung normalisiert.

Ein guter Akupunkteur muß etwa 800 Punkte von der Lokalisation und Wirkung her kennen. Viel wichtiger als eine nur punktbezogene „Rezeptakupunktur" ist aber die Kenntnis der alten Akupunkturregeln, der Fünf-Elementen-Lehre. Diese erklärt funktionelle Zusammenhänge zwischen den Organen, die uns zwar in der klinischen Praxis auch auffallen, aber erst durch dieses Denkschema therapeutisch verwertbar sind. Diese „**energetische Akupunktur**" ist die eigentliche hohe Schule und kann oft mit wenigen Nadeln eine generelle Umstimmung des gesamten Organismus erreichen.

Diese geniale Behandlungsmethode wurde übrigens während der Regierungszeit des „gelben Kaisers Huang Ti" in China vor 4500 Jahren begründet. Er selbst war ein weitsichtiger Mensch, wurde damals schon 100 Jahre alt. Zu seiner Zeit wurden auch die Töpferscheibe und das Rad erfunden, dieser bahnbrechende Stimulus für die weitere menschliche Entwicklung.

Neuraltherapie

Sie ist nur 70 Jahre alt, wirkt aber ähnlich wie Akupunktur.

Der Arzt spritzt ein örtliches Betäubungsmittel, Procain oder Lidocain, an Nerven, Blutgefäßnerven, in die Blutbahn selbst oder aber ganz besonders wirksam, an die Schaltzentralen großer Nervengeflechte, die Ganglien. Die 30 bis 60 Minuten dauernde Betäubung des Schmerzes ist aber nicht das Ziel der Behandlung. Vielmehr sollen dadurch Fehlinformationen gelöscht werden. Diese können vereinfacht mit einem Kurzschluß oder Wackelkontakt in einem Radio verglichen werden. Erst wenn der Elektriker diesen beseitigt, ist eine oft jahrelang bestehende Empfangsstörung schlagartig und für lange Zeit behoben.

Genauso wie das Löten beim Wackelkontakt wirkt die Procain-Spritze bei der Neuraltherapie. Schlagartig normalisiert sich die gestörte Erregungsleitung im Nerven. Das zugehörige Organ bekommt wieder die richtigen Befehle und kann gesund werden. Dieser Langzeiteffekt also ist das Ziel der Spritzen, nicht die 30 Minuten Schmerzlinderung. Leider wirkt aber die Spritze nicht beim ersten Mal dauerhaft, so daß meist einige Wiederholungen nötig sind. Verdeutlichen wir uns am Beispiel eines Narbenstörfeldes das sinnvolle Zusammenwirken verschiedener Heilmethoden. Die Mayr-Kur kann dieses nicht beheben, aber die Neuraltherapie kann es. Zum Beispiel können wir bei einem Patienten mit Zuckerkrankheit in der Fußreflexzone der Bauchspeicheldrüse eine tiefeingezogene Narbe nach Splitterverletzung finden. Wenn wir diese mit Fußreflexzonenbehandlung und Neuraltherapie entstören, kann die Zuckerkrankheit möglicherweise wesentlich gebessert werden. In Ergänzung mit der Mayr-Therapie, langfristiger Ernährungsumstellung und Basenzufuhr wäre sogar in günstigen Fällen eine völlige Heilung denkbar.

Beide Methoden, Akupunktur und Neuraltherapie, wirken über das vegetative Nervensystem und erzeugen eine Regulierung zur Gesundheit hin, eine Heilung. Unsere Regulationsfähigkeit kann aber auch blockiert sein durch diverse äußere Einflüsse in den vergangenen 6 Wochen:

● Behandlung mit Nebennierenrindenhormonen (Kortikoide)

● Röntgenbestrahlungen (nicht Röntgen-Aufnahmen)

Eine Akupunkturbehandlung bringt z. B. weniger Erfolg, wenn der Patient dabei eiskalte Füße hat oder feucht-kaltes Wetter ist. Wir sind keine Maschinen und reagieren nur im Konsens mit unserer Umwelt!

3.5 Welche Bedeutung hat das Licht für uns?

Es wirkt auf uns ein: 1. über das Auge, 2. über die Haut und 3. im Körper-Inneren.

Ähnlich wie unsere modernen Haushalte durch das Kabelfernsehen werden alle unsere Körperzellen über die Nerven vom Gehirn (unserer Sendezentrale) mit Informationen versorgt.

Neben dieser in Sekunden ablaufenden Sofortinformation aller Empfänger über die Nerven (ähnlich den Nachrichten im Fernsehen) haben wir noch ein zweites, langsameres, aber dafür länger wirkendes Informationssystem. Ich meine damit die Hormone. Sie steuern über Stunden bis Wochen die Reaktionslage (Streß, Erholung, Menstruation). Um bei unserem Vergleich mit den Nachrichten zu bleiben, würde dieses System der schriftlichen Information durch die Presse entsprechen.

Auf beiden Wegen können, einmal schnell und kurz, das andere Mal langsam und anhaltend, alle Körperzellen mit den „Bio – News" unserer Nachrichtenzentrale Gehirn versorgt werden – alles wie in unserer Medienlandschaft. Es ist genau wie im täglichen Leben, wo darüber hinaus aber auch interessante Dinge aus der Nachbarschaft mündlich ausgetauscht werden. So interessieren sich unsere Körperzellen auch für ihre Nachbarschaft (z. B. „Ist die Verletzung schon ausgeheilt? Kann ich aufhören mit der Bildung neuer Bindegewebsfasern?" usw.).

Dieser Informationsaustausch geht nicht über Nerven oder Hormone. Hier ist wie im täglichen Leben die Flüstersprache gefragt. Das bedeutet für unsere Körperzellen: Sie unterhalten sich untereinander mittels kleiner **Lichtblitze!**

Diese Biophotonen sind die natürliche Zellsprache, fand Dr. Popp heraus [39]. Dieses Attribut des Lebens, das Leuchten der Zellen, erlischt erst im Tode.

Ein zukünftiger Krebstest zur Auswahl geeigneter Medikamente könnte nach Dr. Popp auf folgendem Prinzip beruhen: *Bösartige Zellen stoßen Licht ab, normale Zellen „saugen" es auf.*

Daß auch äußere Lichteinwirkung in verschiedener Stärke, Farbe und als Laserlicht intensiv in den Zellstoffwechsel eingreift, ist damit verständlich.

Natürlich wirkt sichtbares Licht darüber hinaus auch über die Augen auf das Gehirn aktivierend und verhindert Depressionen. Die lokale Lichtwirkung auf die Zellen wird schon in verschiedenen Behandlungsverfahren genutzt. Dabei weiß man heute noch nicht ganz genau, wie die verschiedenen Farben und Anteile des nicht sichtbaren Lichts wirken. Genauso ungezielt, aber nicht minder wirksam, ist die Zufuhr von Licht mit der Nahrung. Ja, Sie haben richtig gelesen. Nicht nur die Schildbürger haben Licht in Säcken weggetragen. Auch wir können Licht essen (vereinfacht ausgedrückt). Alle sonnengereiften Früchte und Gemüse, auch der Wein, haben diese Biophotonen gespeichert. Diese im naturbelassenen Zustand, d. h. nicht erhitzt, verzehrte *„Sonnenkost"* belebt unsere Zellen. Jegliches Kochen und Pasteurisieren tötet die Nahrung, beraubt sie wesentlicher Eigenschaften. Das ist der feine Unterschied zwischen *Nahrungs*mitteln und *Lebens*mitteln.

Wie Sie sehen, haben wir eine handfeste Erklärung parat und wollen uns nicht mit den Schildbürgern auf eine Stufe stellen.

Leider vertragen die meisten Zivilisationsmenschen diese wertvolle Kost nicht. Dann schlägt die Wirkung ins Gegenteil um. Wenn sie wegen Verdauungsschwäche nicht bestens verdaut wird, vergärt eine solche hochwertige Kost schneller als eine minderwertige – die wertvollste Kost kann zugleich auch am schädlichsten sein. Einen sinnvollen Kompromiß zwischen den Extremen zu suchen, das ist die Domäne der Mayr-Therapie.

3.6 Sauerstoff – Quelle des Lebens!

Bei der Sauerstoff-Therapie wird mit verschiedenen Verfahren eine Verbesserung der Sauerstoffversorgung aller Zellen angestrebt. Dies ist nur möglich und sinnvoll, wenn vorher ein Mangel bestand. Es werden also nur Patienten mit Sauerstoffmangel davon profitieren, so z.B. ältere Menschen, Bergarbeiter unter Tage, Raucher, nach schweren fieberhaften Infekten und Operationen. Diesen Effekt kann man messen und natürlich spürt man ihn selbst. Die Folgen sind: Verbesserung der körperlichen Leistungsfähigkeit, der Blutfließfähigkeit, der geistigen Frische und der Immunabwehr.

Folgende Methoden stehen zur Verfügung:

- *Sauerstoffinhalationen (40 %–100 %) eventuell mit Ionisation: (Sauerstoffmehrschritt-Therapie nach Prof. v. Ardenne)*
- *Hämatogene Oxidationstherapie (HOT und UV-B): Bestrahlung einer gewissen Blutmenge außerhalb des Körpers mit ultraviolettem Licht und Rückführung in die Blutbahn*
- *Ozontherapie: das gleiche Prinzip, nur wird Ozon (O_3) dem Blut beigemischt anstelle der Bestrahlung*

Trotz unterschiedlicher Wirkmechanismen haben alle drei Methoden eine Gefahr gemeinsam: Man kann zuviel des Guten tun. Durch Belastung des „antioxidativen Potentials", unseres Schutzwalls gegen „Sauerstoffstreß" (freie Radikale) (Kapitel 6.14) wird ein Trainingseffekt erzeugt.

Wie bei jedem körperlichen Training gibt es drei mögliche Wirkungen:

1. Überdosierung führt nicht zu Leistungsverbesserung, sondern zu Überforderung und zum Zusammenbruch. Bezogen auf die Sauerstoff-Therapie heißt das, wir haben einen vorbestehenden Mangel an Vitamin E, Beta-Karotin und anderen Schutzstoffen (Anhang, Punkt 10). Dadurch werden zu viele freie Radikale erzeugt, die eine frühzeitige Alterung bewirken. Dieser Mechanismus tritt bei der therapeutischen Sauerstoffanwendung nicht auf. Denkbar ist er jedoch z. B. bei Straßenradsportlern, die im Hochsommer bei erhöhten Ozonwerten intensiv trainieren.

2. Richtige Dosierung führt zur gewünschten Leistungssteigerung.

3. Unterdosierung stellt keinen Trainingsreiz dar und erzielt keinen Effekt. Ursachen sind zu wenig Sauerstoff-Therapie oder Luxusversorgung mit zuviel an Vitamin E und anderen Antioxidantien als natürlichen Schutzstoffen gegen Sauerstoff und Ozon.

Wir sehen an diesem Beispiel die Richtigkeit der Feststellung des genialen Arztes Paracelsus:

**„Jedes Ding ist Gift,
nur die Dosis macht,
daß ein Ding nicht Gift ist."**

3.7 Homöopathie

Mit diesen Betrachtungen zum Dosis-Wirkungs-Prinzip (**nicht** „viel hilft viel") haben wir schon den Einstieg in die gleichermaßen bejubelte und verlachte **Homöopathie** geschafft.

Seit 200 Jahren umstritten hat sie dennoch wegen ihrer unbestreitbaren Praxiserfolge ihren Siegeszug um die Welt angetreten.

„Similia similibus curentur"

Dieser Zaubersatz ihres Begründers Hahnemann besagt:

Eine Krankheit wird geheilt, indem ich das Mittel gebe, welches sie auszulösen imstande ist.

Dieses Mittel wird jedoch in so starker Verdünnung gegeben, daß es lediglich die Abwehrreaktionen des Körpers anregt, aber nicht mehr die Kraft zum Krankmachen hat. Eigentlich ein ähnliches Prinzip wie bei einer Schutzimpfung. Soweit ist das gedankliche Gerüst sicher für jeden nachvollziehbar. Wenn wir jedoch zu den Hochpotenzen kommen, scheiden sich die Geister. Zum Verständnis ist das prinzipielle Lösen von Vorstellungen in „Gramm oder Milligramm" von Arzneistoffen nötig. Materie, d. h. faßbare und wägbare Gebilde bestehen gleichzeitig aus Energie. Beide Zustandsformen können nebeneinander und abwechselnd existieren. Durch die Erkenntnis des Welle-Teilchen-Dualismus des Lichtes (Licht hat sowohl die Eigenschaft fester Stoffe, z. B. eines Tisches und auch die von Radiowellen in der Atmosphäre) und durch die Einstein'sche Relativitätstheorie hat die moderne Physik diese Widersprüche lange aufgeklärt.

Nur die naturwissenschaftlich ausgerichtete Medizin hat diese neuesten wissenschaftlichen Erkenntnisse noch nicht in ausreichendem Maße wahrhaben wollen.

Scheinbar mystische Dinge wie Erdstrahlen und andere spektakuläre Erscheinungen sind einfache Mikrowellenphänomene der modernen Hochfrequenzphysik.

Nüchterne Mathematik und emotional ansprechende Kunst wie die Musik werden z. B. durch das Gesetz der Oktave miteinander verbunden [7]. Diese Formel bringt alles Genannte, auch Astronomie, auch Farben auf einen gemeinsamen Nenner.

„Wer das Geheimnis der Töne kennt,
kennt das Mysterium des ganzen Weltalls."
H. I. Kalm

Auch der Literaturnobelpreisträger Hermann Hesse beschreibt in seinem Buch „Das Glasperlenspiel" diesen gemeinsamen inneren Zusammenhang. Nach mathematischen Regeln und dem Gesetz der Oktave errechnete „Urtöne" vermögen tiefgreifende Regulationen mittels Stimmgabeln in unserem Innern in Gang zu setzen. Deshalb verwenden wir sie auch zur **Tonakupunktur**, zur Harmonisierung von Akupunkturmeridianen.

Nach diesem Vorspann wollen wir uns das Prinzip der **Homöopathie** veranschaulichen.

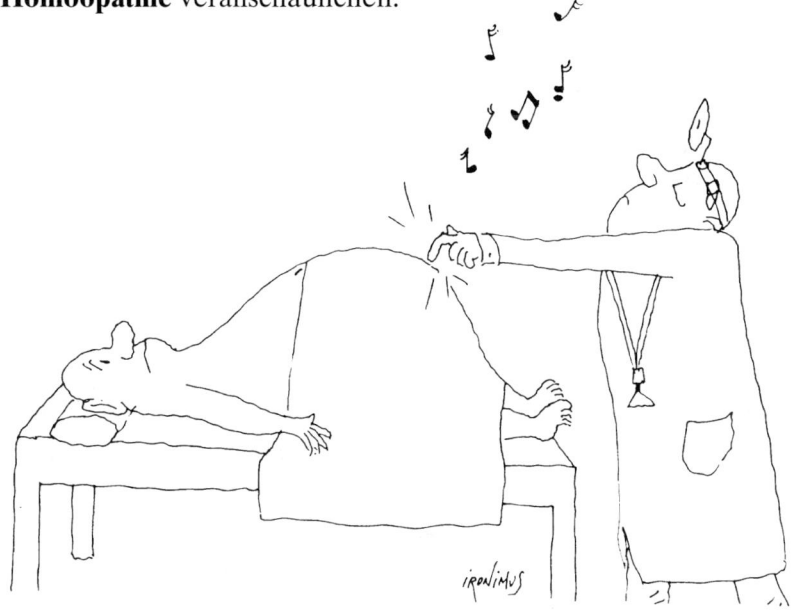

Aus einer Heilpflanze beispielsweise oder einem Giftstoff wird eine wäßrige Lösung hergestellt, die Urtinktur. Durch Verdünnung 1:10 entsteht die erste Potenz D1 (Dezimal = 1:10) oder auch 1:100 = C1 (Centesimal). Ausgehend von der D1 bzw. C1 wird dann weiter durch Verdünnung die D2 bzw. C2 hergestellt. Diesen Vorgang der Verdünnung kann man immer wieder weiter betreiben bis zu C30, C200, C1000 oder C10 000.

Ab der Verdünnungsstufe D23 (d. h. 23mal hintereinander diesen 1:10 Verdünnungsprozeß durchgeführt) ist kein einziges Molekül der Ausgangssubstanz Heilpflanze oder Giftstoff mehr in meiner Flasche enthalten. Sie werden es möglicherweise als – gelinde ausgedrückt – sehr verwunderlich halten, wenn man dann noch 977mal den gleichen Vorgang betreibt, um eine Verdünnung D1000 herzustellen.

Recht haben Sie!

Wenn wir schon bei D23 den berühmten Vergleich vom „Tropfen Arznei im Bodensee" erzielt haben, was soll dann noch das weitere Verdünnen, wenn ohnehin „nichts mehr drin" ist. Und gerade jetzt wird es spannend, denn ab D23 beginnen die umstrittenen **Hochpotenzen**. Bislang haben wir den falschen Ausdruck „Verdünnungen" benutzt. Es handelt sich vielmehr um „Potenzen", die beim Prozeß des „Potenzierens" (Herstellung z. B. einer D2 aus einer D1) entstehen. Wir verdünnen nämlich nicht nur, sondern schlagen die Flasche nach jedem Verdünnungsschritt 10mal energisch auf. Dadurch wird *potenziert*", in der Wirkung *„mächtiger gemacht"*.

Hochpotenzen haben stärkere Wirkung als die konzentrierte Ursubstanz, obwohl davon gar nichts mehr darin enthalten ist. Des Rätsels Lösung liegt in der Reibung der Arzneimoleküle mit dem Lösungsmittel (Wasser plus Alkohol) beim Schütteln, dem Potenzieren. Dadurch wird die Energie, die Information, die Schwingung der Arznei auf das Lösungsmittel übertragen! Diese Kraft der Arznei wird dadurch bei jedem Potenzierungsschritt größer, obwohl die Menge davon kleiner wird.

Das Lösungsmittel als Träger der feinstofflichen Arzneiinformation wirkt bei den Hochpotenzen, nicht die Arznei selbst.

Und wenn Sie nun sagen, „daran kann ich nicht glauben und deshalb wirkt die Homöopathie bei mir nicht", haben Sie ein verhängnisvolles Vorurteil. Jeder überzeugende Arzt und jede möglichst teure Arznei hat einen Placebo-Effekt (Heilung nur durch „daran glauben") von etwa 30 % – so auch die Homöopathie – bei denen, die daran glauben. Darüber hinaus hat aber jedes gute Medikament, ob Antibiotikum oder Homöopathie, noch 70 % reale eigene Wirkung. Diese 70 % Wirkung hat die Homöopathie auch bei Ihnen, selbst wenn Sie nicht daran glauben. Dies wurde durch Anwendung solcher Mittel in der Tierheilkunde bestätigt. Sicher glauben Rennpferde, Milchkühe und Haushunde auch nicht an die Homöopathie und werden dadurch trotzdem gesund.

Tiefpotenzen (D6, D12) werden 2–3mal täglich genommen, vor allem bei akuten Erkankungen wie Grippe, Vereiterungen, usw. Bei chronischen Erkrankungen gibt man die Hochpotenzen, z. B. die D30, aber nur einmal alle 1–2 Wochen.

Die „Hohe Schule" der Homöopathie jedoch ist die Suche nach dem Konstitutionsmittel. Eine intensive Befragung des Patienten durch den versierten homöopathischen Arzt über 1–2 Stunden ermöglicht die Erkenntnis seiner körperlichen, vegetativen und psychischen Konstitution. Wenn diese ideal mit den Wirkungen eines bestimmen homöopathischen Medikamentes übereinstimmt, ist dieses sein Konstitutionsmittel. Es wird demzufolge nicht nur irgendeine akute Erkrankung wie z. B. Oberbauchbeschwerden ausheilen.

Vielmehr setzt es primär an ganz tiefen Persönlichkeitseigenschaften, eben an der Psyche an. Diesbezügliche Probleme, wie z. B. cholerisches Temperament mit Aufbrausen wegen Nichtigkeiten (typisch für das Medikament *Brechnuß – Nux vomica –*), müssen sich zuerst bessern. Danach geht die Wirkung auf das vegetative Nervensystem über (z. B. Besserung von Krämpfen jeglicher Art), um dann quasi als kleine Zugabe so ganz nebenbei die für den Patienten eigentlich vordergründigen Oberbauchbeschwerden zu bessern. Wenn diese Hierarchie der Wirkung sich beim Patienten findet, ist dieses Mittel als sein momentanes Konstitutionsmittel durch die Praxis bestätigt. Dann hilft es bei ihm bei allen Erkrankungen, seien es Migräne, Lungenentzündung oder Zeckenbiß, auch wenn das Mittel dafür eigentlich nicht typisch ist. Erklärbar wird dies über die Aktivierung aller konstitutionellen körpereigenen Abwehrkräfte des Patienten. Dann ist er so ziemlich gegen alles gefeit. Ein solches, nach dem „Schlüssel-Schloß-Prinzip" ideal passendes Mittel kann man dann auch in Höchstpotenzen (C200 einmal im $^1/_4$ Jahr, C1000 einmal im Jahr oder C10000 einmal im Leben (!)) geben. Im Umgang mit diesen, die gesamte Persönlichkeit des Patienten harmonisierenden Mitteln, ist jedoch viel Erfahrung und konsequentes Abwartenkönnen des Arztes nach einmaliger Gabe erforderlich (siehe auch Anhang, Punkt 3). Eigenmächtige Einnahme zahlreicher Hochpotenzen in kurzen Zeitabständen kann die Körperregulationen blockieren. Exakte Dosierung ist auch hierbei wichtig wie bei einem Antibiotikum. Man bezeichnet die Homöopathie auch als *Medizin der Person*", da sie nicht nur aktuell krankheitsbezogen wirkt, sondern auf **diesen** Menschen mit **dieser** Krankheit eingeht (Dorcsi).

Allerdings gelingt es auch alten, erfahrenen Homöopathen oft nicht auf Anhieb, das *passende* Mittel zu finden. Ihnen geht es ja mit dem Schlüsselbund an der Haustür oft auch nicht anders. Dann hilft nur die Suche nach dem Prinzip „Versuch und Irrtum". Neuerdings ermöglichen Erkenntnisse der Farbpsychologie [23, 35] bei manchen Patienten eine rasche Lösung, wenn eindeutige Lieblingsfarben oder Ablehnungen unabhängig von der Mode angegeben werden können.

Durch die Reinigung des Körpers in der Mayr-Therapie erhalten wir oft eine zusätzliche Symptomatik für die homöopathische Diagnostik, wie sie so klar im täglichen Leben oft nicht mehr vorkommt. So hilft uns die Mayr-Kur oft auch bei der Suche nach dem homöopathischen Konstitutionsmittel und ermöglicht ein besseres Ansprechen auf diese Therapie.

3.8 Was kann die „angewandte Kinesiologie"?

Diese aus den USA übernommene Methode wird in Europa leider oft von unzureichend ausgebildeten Laien nach dem

Schneeballprinzip weiterverbreitet. Darunter leidet die Seriosität der Methode.

Bei wissenschaftlich exaktem Arbeiten auch unter Selbstkontrolle durch „*Doppelblindversuche*" (Arzt und Patient wissen nicht, welches Mittel getestet wird), ist sie eine zuverlässige Untersuchungsmethode. Der Arzt testet die Kraft eines Muskels des Patienten. Bei Kontakt der anderen Patientenhand mit einem kranken Organ oder einem unpassenden Medikament wird der Muskel schwach bzw. bleibt im umgekehrten Fall stark. Damit können Allergien festgestellt und ideale homöopathische Medikamente ausgewählt werden. Wenn die eben besprochene Suche nach dem Konstitutionsmittel nur eine engere Auswahl von 3–6 Medikamenten ergibt, kann mit der „*Kinesiologie-Testung*" die Entscheidung getroffen werden. Das System „Versuch und Irrtum" ist zum Vorteil des Patienten damit überflüssig. Genauso kann man solche Entscheidungen auch mit anderen bioenergetischen Testverfahren treffen, z. B. der „**Elektroakupunktur nach Voll** [65]".

Bei allen genannten Methoden verwirrt es den Patienten oft, daß der bloße Hautkontakt mit einer medikamentengefüllten Glasflasche solch eindrucksvolle Veränderungen an seinem Körper bewirken soll. Alles bisher Gesagte fließt hier ein:

1. Der Körper reagiert ganzheitlich (elektrischer Hautwiderstand, Muskelkraft, Biofeld) auf eine äußere Information.

2. Diese Information kann auch ohne materiellen Austausch übermittelt werden. Es reichen dazu Schwingungen aus, die durch eine Glasflasche nach außen dringen.

Als Vergleich zum täglichen Leben:

Ein gesprochenes Wort stellt eine hochwirksame Information dar und kann auch nicht in Gramm gewogen werden. Entscheidend ist seine Bedeutung und Verständlichkeit für Sie. Wenn jemand in der Warteschlange an der Flughafenabfertigung in einer für Sie unverständlichen Fremdsprache über die Bombe im Flugzeug redet, ist es für Sie zwar bedeutsam, aber Sie zeigen keine Reaktion. Wenn Sie jedoch die gleichen Worte in Ihrer Muttersprache hören, läuft es Ihnen eiskalt den Rücken herunter und Ihre Knie werden weich. Genauso reagieren Sie auf die Medikamente in der Glasflasche, auf Farben und Töne.

Ihre vegetativen Reaktionen werden in der Stärke vom Informationsgehalt („Bombe im Gepäck" oder „Preisanstieg für Sauerkraut") beeinflußt. Dabei spielt Ihre Psyche eine ganz entscheidende Rolle. Angst z. B. ist der beste Nährboden, sich eine Grippe oder ähnliches „aufzulesen".

3.9 Wie können wir psychische Ursachen für chronische Krankheiten erkennen und behandeln?

Die klinische Medizin hat herausgefunden, daß typische psychische Konstellationen in der Persönlichkeit die Voraussetzung dafür sind, bestimmte chronische Erkrankungen zu bekommen (wissenschaftlich exakt trifft dies nicht hundertprozentig zu, aber doch gehäuft).

Dies ist auch logisch, da die Psyche bei allen höheren Lebewesen, besonders aber beim Menschen, allen körperlichen Regulationsebenen übergeordnet ist. Diese Ebenen und ihre Beeinflußbarkeit können wir uns schematisch darstellen:

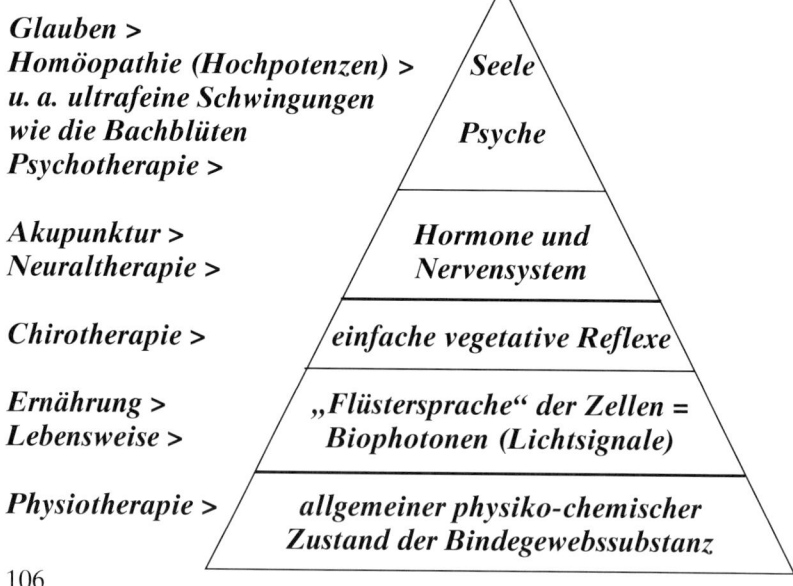

Glauben >
Homöopathie (Hochpotenzen) >
u. a. ultrafeine Schwingungen
wie die Bachblüten
Psychotherapie >

Akupunktur >
Neuraltherapie >

Chirotherapie >

Ernährung >
Lebensweise >

Physiotherapie >

Seele

Psyche

Hormone und Nervensystem

einfache vegetative Reflexe

„Flüstersprache" der Zellen = Biophotonen (Lichtsignale)

allgemeiner physiko-chemischer Zustand der Bindegewebssubstanz

Es gibt z. B.:

● Die typische „Herzinfarktpersönlichkeit" mit Typ A-Verhalten (den nimmermüden, ehrgeizigen Manager), aber auch das Gegenteil des gehemmten, depressiven, frustrierten Menschen, der sich nicht frei entfalten kann.

● Die typische „Krebspersönlichkeit" (das trifft etwas seltener so deutlich zu, aber wir finden z. b. Frauen, die jahrelang Demütigungen um des lieben Familienfriedens willen ertragen haben und dann einen Brustkrebs bekommen).

● Typische persönlichkeitsspezifische Eigenschaften bei Allergikern usw.

Je nachdem, welche psychischen Störungen vorliegen, ergeben sich spezifische Krankheitsneigungen.

Welche immense Rolle die Psyche bei körperlichen Prozessen spielt, sehen wir an dem Unterschied zwischen Fasten und Hungern. Wer freiwillig auf Nahrung verzichtet, verträgt dies wesentlich besser als zwangsweisen Nahrungsentzug.

Um bei greifbaren Beispielen aus der Mayr-Kur zu bleiben, sei folgender Vergleich angeführt:

● Das Bindegewebe ist der „Mülleimer" für materielle Giftstoffe.

● Auch im Gehirn entsteht durch **Verdrängung** „psychischer Müll".

Solche Verdrängungen entstehen durch Nichtzeigenwollen oder -dürfen, kurzum durch Nichtausleben von Gefühlen wie Aggressionen, Ärger, Angst, Trauer, usw.

Diese dadurch nichtverarbeiteten Probleme können aber nicht wie in einem verstaubten Aktenordner abgelegt werden. Durch ständige energiefordernde Leistung unserer Nervenzellen werden sie in irgendeinen Winkel unseres Gehirns eingesperrt und uns dadurch nicht ständig bewußt. Irgendwann, nach vielen Jahren, sind unsere Nervenzellen erschöpft und das Problem gräbt sich einen Weg in die Zentren der Organsteuerung.

Plötzlich entstehen Krebs, Rheuma oder Allergie, trifft uns ein Herzinfarkt und wir wissen nicht warum. Schuld ist dieser Dauerstreß der verdrängten Probleme. Er hat den Boden bereitet, daß sich durch Einfluß äußerer Faktoren (Viren, Umweltgifte usw.) eine chronische Krankheit ausbilden konnte.

Deshalb ist in vielen Fällen eine dauerhafte Heilung mit den genannten Regulationstherapien allein nicht möglich. Erst die Behandlung der Psyche, die Aufarbeitung verdrängter psychischer Traumen, bringt hier den entscheidenden Durchbruch.

Aber: *„Vor die Therapie haben die Götter die Diagnose gestellt."*

Deshalb müssen wir zunächst die psychische Struktur erkennen. Ein klassisches Verfahren ist die Psychoanalyse. Diese ist sehr zeitaufwendig und erfordert sehr viel Mitarbeit von seiten des Patienten.

Hier möchte ich auf zwei einfache, aber dennoch zuverlässige Methoden eingehen:

Mit dem **Farbtest nach Prof. Lüscher** [23] läßt sich eine gute Momentaufnahme der aktuellen psychischen Situation nebst Therapieempfehlungen erstellen. Der Zeitaufwand für den Patienten beträgt zehn Minuten, die Empfehlungen können durch Computerauswertung sofort gegeben werden.

Mit einem **Elektroakupunkturtest** (Anhang, Punkt 4) können durch Ausmessen spezifischer Akupunkturpunkte Rückschlüsse auch auf psychische Regulationsebenen gezogen werden. Damit sind solche verdrängten Probleme aufzuspüren. Deren Verarbeitung obliegt selbstverständich dem Patienten selbst. Diese Aufgabe kann ihm aber klargemacht werden. Er kann eine energetische Aktivierung bekommen, die ihm bei der Bewältigung dieser Schwerstarbeit hilft. Dazu dient uns primär der Farbenergiestrahler.

Unser Körper reagiert wie wir schon besprochen haben, ganzheitlich. Das heißt, Organe und Psyche sind eng miteinander gekoppelt. Wen wundert es da, daß in einer Phase fastenbedingter körperlicher Reinigung auch „psychischer Müll" aufgearbeitet wird.

Oft geschieht es gerade in dieser Zeit, daß sich der gordische Knoten der eigenen Lebensprobleme löst. Fastenphasen sind oft auch Zeiten höchster Kreativität. Nicht umsonst haben einige Religionsgründer des Altertums in Fastenperioden neue spirituelle Energie empfangen. Für uns als moderne Menschen ist es wichtig, diese Zeit der Zurückgezogenheit und Selbstbesinnung wirklich für uns zu nutzen. Deshalb ist eine Mayr-Kur in einem passenden Ambiente nicht nur leichter, sondern auch betreffs der Selbstfindungsprozesse wesentlich effektiver als zu Hause. Fasten und innere Einkehr, wenn erforderlich auch Umkehr auf dem Lebensweg, beeinflussen somit die gesamte Pyramide der Heilungsmechanismen. An diesen Beispielen läßt sich der tiefere Sinn der einfachen Worte F. X. Mayr's erfassen: „Bei mir wird nicht in Kilogramm, sondern in Gesundheit gemessen." Diese Harmonisierung des gesamten Menschen ist unser Ziel in der Mayr-Kur.

3.10 Krankheit als Weg!

Bislang haben wir Krankheit als notwendigen negativen Gegenpol zur Gesundheit betrachtet. Nun wollen wir uns von Keyserling noch in die Gedankenwelt der Indianer entführen lassen [19]. Deren Einstellung zur Krankheit ist bestimmt durch die Frage des Medizinmannes: *Warum eigentlich möchten Sie von der Krankheit geheilt werden*?

Krankheit ist aus ihrer Sicht eine Entscheidung, die der Kranke selbst getroffen hat. Zur Gesundung muß er selbst herausfinden nicht **Warum**, sondern **Wozu** er krankgeworden ist. Die Krankheit soll ihn auf seinem Entwicklungsweg ein Stück weiterbringen. Wenn er diesen Weg geht, wird die Krankheit überflüssig und verschwindet.

Gesundheit ist in solchen Kulturen nichts statisch Harmonisches, sondern Dynamik. Dies deckt sich mit der modernen Chaostheorie.

Ein Mensch lebt solange, wie ihm etwas Neues einfällt. Der Mensch könnte 180 Jahre Informationen aufnehmen, ohne seine Gehirnkapazität zu verlieren. Aber wenn er früher damit aufhört, beispielsweise beim berühmten Pensionsschock, stirbt er in dem Augenblick einen geistigen Tod.

Das gleiche dynamische Prinzip als Triebkraft der Gesundheit und Vitalität läßt Goethe seinen Dr. Faust äußern: *„… werd' ich beruhigt je mich auf ein Faulbett legen, … das sei für mich der letzte Tag!"*

Und wenn es schon nicht immer schöpferische Unrast sein muß, die den Menschen am Leben erhält, so sind es doch wenigstens die kleinen täglichen Probleme.

Gurdjief brachte folgendes Beispiel: *„Unglückliche Ehen bleiben immer zusammen. Weil die Leute die Intensität des Streitens nicht missen wollen. Und so wollen viele Leute auch ihre Krankheiten nicht missen."* [19]

Nach den Erkenntnissen der Farbpsychologie benötigen wir genau die Farbe, die wir am meisten ablehnen und natürlich ihre psychische Bedeutung. Dahlke begründet z. B. die häufigsten Darmerkrankungen Durchfall und Verstopfung auf folgende Weise [8]:

„Das oberflächliche Problem des einen Typs ist das tiefe des anderen. Beim Durchfallpatienten ist die übertriebene Weite und Offenheit oberflächlich im Schatten, diese ist als grenzenloses Urchaos gleichzeitig die tiefe Angst des Verstopften. Dessen in den oberflächlichen Schatten geratene Verschlossenheit und Leblosigkeit ist das tiefste Grauen des Durchfallpatienten."

Die Therapie resultiert auf geniale Weise aus den Worten Jesus Christus:

„Liebet eure Feinde."

Unsere äußeren Feinde sind nur Spiegelbilder unserer nicht verarbeiteten inneren Schattenseiten. Deren Akzeptanz und Liebe ist der Beginn ihrer Lösung. Mit der Erkenntnis und Beseitigung unserer inneren Widersprüche verschwinden dann zwangsläufig auch deren Spiegelbilder, unsere Feinde und Krankheiten.

Daß dieser geistige Entwicklungsweg, der uns mit einer Krankheit aufgegeben ist, nicht durch Kohletabletten oder Abführmittel zu ersetzen ist, versteht sich von selbst.

Liebe Leser!

Hoffentlich habe ich Sie nicht zu sehr gelangweilt mit diesen Ausführungen. Es lag mir aber am Herzen, die komplizierten Verbindungen zwischen Organen, Nerven, Gehirnzentren und unserem Denken aufzuzeigen. Daß dabei eine falsche eigene Sicht unserer Umwelt ein gestörtes Verhältnis zu ihr bewirkt, ist einleuchtend. Wenn ich in einen Spiegel hineinlache, lacht er mich an. Wenn ich mit der Hand auf eine Steinmauer schlage, tue ich mir weh. Oder tut sie mir weh? Wie dem auch sei, das Ergebnis ist das gleiche. Genauso kommen Krankheiten auf uns, wenn wir ein fehlerhaftes Denken, Fühlen und Verhalten im weitesten Sinne zeigen. Sich an schönen Tagen zu behaupten, ist keine Kunst. Erst in schwierigen Situationen kann sich ein starker Charakter beweisen. Ein starker Charakter bedeutet dabei nicht unbedingt, mit der Hand auf eine Steinmauer zu schlagen. Vielmehr empfangen wir das Spiegelbild unseres Unterbewußtseins, welches unsere Umwelt reflektiert. Mit folgenden Worten Friedrich Schillers soll dieses Kapitel „Regulationstherapie" beschlossen werden:

„Freude heißt die starke Feder in der ewigen Natur.
Freude – Freude treibt die Räder in der großen Weltenuhr."

An dieser Stelle sollten Sie das Buch weglegen und sich frühestens am nächsten Tag dem folgenden neuen Thema zuwenden.

4 Wissenswertes über Aufbau und Funktion der Verdauungsorgane

4.1 Unsere Zähne

Nachdem wir uns von den theoretischen Erklärungen erholt haben, wird es jetzt konkret: **„Zum Zubeißen"**. Unser Verdauungsvorgang wird schon durch eine Vorwarnstufe in Alarmbereitschaft versetzt: *Appetitliches Aussehen und verlockender Duft lassen unsere Verdauungssäfte fließen.*

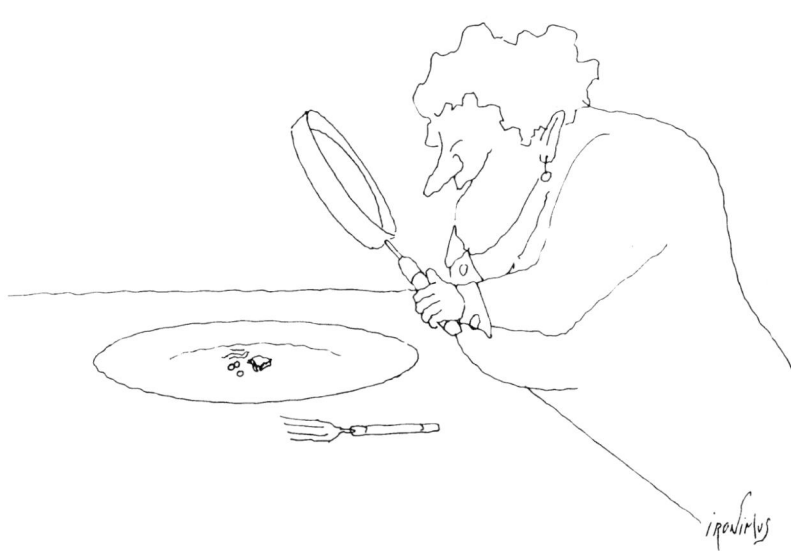

Herzhaftes Abbeißen setzt jedoch ein intaktes Gebiß voraus. Normalerweise besteht es aus 32 Zähnen. Zur besseren Verständigung wollen wir uns die zahnärztliche Numerierung für jeden einzelnen Zahn anschauen:

● Die erste Ziffer (1, 2, 3 oder 4) kennzeichnet den Quadranten im Uhrzeigersinn, wo sich der Zahn befindet.
Z. B. 1 rechts oben, 2 links oben, 3 links unten, 4 rechts unten.

● Die zweite Ziffer (1, 2, 3, 4, 5, 6, 7 oder 8) kennzeichnet die Position des Zahnes von der Mittellinie nach außen gezählt. 11 heißt also der Schneidezahn rechts oben, 38 dagegen der Weisheitszahn links unten.

Bei den meisten von uns sind nicht mehr alle Zähne völlig gesund. Entweder sind sie plombiert wegen Karies, abgetötet mit Wurzelspitzenresektion wegen eines Zahnwurzelgranuloms, oder wenn dieses nicht behandelt wurde, einfach nur beherdet. Es kann auch eine Erkrankung des Zahnfleisches (Gingivitis, Parodontose) vorliegen oder ein Weisheitszahn im Kieferknochen ruhen.

Schmerzen müssen Sie deshalb noch lange nicht haben. Trotzdem kann jede der erwähnten Zahnkrankheiten zu einem **Störfeld** im Sinne der Neuraltherapie führen. Als solches bezeichnen wir Gewebsbezirke mit abgesunkenem elektrischem Potential. Diese senden Fehlinformationen über die Nerven in unseren Computer Gehirn und können so jede beliebige Erkrankung (Fernstörung) auslösen. Wegen dieses Zusammenhangs hat man in den 50er und 60er Jahren z. B. bei rheumatischen Krankheiten mit Herzfehlern im Gefolge, großzügig und ungezielt beherdete Zähne gezogen, Mandeln entfernt usw.

Der Aufwand stand in keinem Verhältnis zum Erfolg. Heute wissen wir, dank der grundlegenden Forschungen Dr. Volls [65], der dafür übrigens von Papst Paul V. ausgezeichnet wurde, welche Fernstörungen beherdete Organe genau auslösen. Es ist nämlich kein Zufall sondern Gesetz, daß kranke Schneidezähne (11, 12, 21, 22, 31, 32, 41, 42) vor allem Stirnhöhle, Blase, Nieren, Unterleibsorgane, Sprunggelenke, Ohren und den Ischiasnerven belasten. Bei Erkrankungen dieser Organe muß man also gezielt nach Störfeldern der 8 Schneidezähne suchen und diese dann radikal behandeln. Einen kleinen Eiterherd, der ruht und keine Beschwerden bereitet, kann man dann ungeschoren lassen, wenn er vielleicht unter einem sehr wichtigen Zahn außerhalb der Schneidezähne sitzt. So kann der Zahn 37 (ein Backenzahn links unten) etwa beherdet, aber als Anker einer festsitzenden Brücke für die Kaufunktion von größter Bedeutung sein. Dieser Zahn hat Beziehungen zu den Organen Lunge, Dickdarm, Schultergelenk und Siebbeinzellen im Bereich der Nasennebenhöhlen. Wenn der Patient dort völlig gesund ist, gibt es keinen Grund, wegen des kleinen Herdes unter dem Zahn 37 die gesamte Kaufunktion zu stören.

Die Kenntnis dieser Zuordnungen läßt uns demzufolge gezielt behandeln. So kann ein „Kahlschlag" im Gebiß, evtl. ohne Besserung für den Patienten, vermieden werden. Sinngemäß läßt sich diese Zuordnung für jeden Zahn darstellen. Details entnehmen Sie bitte dem Anhang, Punkt 2. Es gibt jedoch vom Gebiß ausgehend auch Störwirkungen komplexer Art auf den Gesamtorganismus. Gesetzt den Fall Sie haben, wie die meisten Mitmenschen, **Amalgamfüllungen** im Mund. Dabei handelt es sich um einen **quecksilberhaltigen Werkstoff**. Aufgrund mittlerweile verbesserter persönlicher Finanzlage und Kenntnis über schädliche Quecksilberwirkungen leisten Sie sich nun einige Gold-Inlays. *Was passiert?*

Die gleichzeitige Anwesenheit von Gold und Amalgam im feuchten Milieu des Mundes ist eine ideale galvanische Batterie.

In Ihrem Munde entsteht **Spannung** und es fließt **elektrischer Strom**.

Diese Spannung darf maximal 100–150 Millivolt, der Strom 3–5 Mikroampere betragen. Spitzenwerte können bei der Kombination von Gold und Amalgam 1 000 Millivolt bzw. 55 Mikroampere betragen, bei Titan zu Gold sogar 3,0 Volt!

Nervosität, Erschöpfung, Migräne, Trigeminusneuralgie und andere Erkrankungen können die Folge sein. Sollten Sie sich also aus verschiedenen Gründen entschließen, ein Golddepot in Ihrem Munde anzulegen, dann bitte nicht halbherzig. *Alles oder nichts!* – so lautet hierbei die Devise. Eine jahrelange Übergangsphase mit Gold und Amalgam gleichzeitig sollte vermieden werden. Können Sie sich nicht zu einer solchen Radikalsanierung entschließen, käme als Alternative zum Gold noch ein Keramikinlay in Frage. Dadurch entsteht natürlich keine galvanische Batterie. *Sollte Amalgam überhaupt entfernt werden?* Darüber gibt es seit Jahrzehnten einen erbitterten Streit – und zu Recht!

● Es ist einwandfrei bewiesen, daß viele Menschen amalgamvergiftet sind (siehe Symptome im Anhang, Punkt 8).

● Es ist aber genauso offensichtlich, daß viele Menschen Amalgam im Munde bestens über Jahrzehnte vertragen.

Aus diesem Grunde ist eine „Vogel-Strauß-Reaktion" gegenüber dem Amalgamproblem genauso falsch wie die generelle Empfehlung, bei allen Patienten Amalgam zu entfernen. Vielmehr ist ein individuelles differenziertes Vorgehen erforderlich. Dieses muß medizinische und persönliche finanzielle Gesichtspunkte und die Kapazitätsfrage berücksichtigen.

Amalgam ist ja nicht zuletzt deshalb so weit verbreitet, weil es hervorragende mechanische Werkstoffeigenschaften hat. Damit kann man eben einen Kariesdefekt ideal verschließen. Bei der Inlay-Technik mit Gold oder noch stärker bei Keramik entsteht ein Randspalt, wodurch wieder Karies in der Tiefe entstehen kann.

Außerdem muß zur festen Verankerung eines Inlays viel Zahnhartsubstanz geopfert werden. Wenn man dies mehrmals an einem Zahn machen muß, bleibt davon nichts mehr übrig. Andererseits gibt es auch Patienten, die Gold bzw. in der Legierung enthaltene Begleitstoffe wie Palladium, nicht vertragen. Amalgam hätten sie aber vielleicht besser toleriert. Dieser Fall ist sicher eine Seltenheit, aber wir haben schon einige dieser Patienten gehabt.

Keramik wiederum ist relativ spröde und deshalb in der Hauptbelastungszone wegen der Bruchgefahr durch den Kaudruck weniger geeignet. Lichthärtende Kunststoffe hingegen haben in diesem Bereich eine zu geringe Festigkeit. Kurz und gut, es gibt genug technische Gründe, nicht pauschal das Amalgam zu verteufeln.

Nun wollen wir jedoch noch einiges zur **Giftigkeit des Quecksilbers** sagen. Die Belastung unseres Körpers mit diesem Nervengift stammt nicht nur aus den Amalgamfüllungen. Auch der Verzehr von Meeresfischen aus dem Nordatlantik, der leider zur Mülldeponie verkommen ist, steuert einen nicht unerheblichen Anteil bei.

Wer in 3 km Umkreis von Krematorien wohnt, in denen unsere ebenfalls amalgamversorgten Vorfahren verbrannt werden, hat die besonders giftigen Quecksilbergase aus erster Hand.

Auch die Zahnärzte haben diese Quecksilberdämpfe tagein tagsaus, so daß in ihrem Gehirn 10fach höhere Quecksilberkonzentrationen gemessen worden sind. Laut Arbeitsschutzverordnung müssen Amalgamabfälle in Zahnarztpraxen als Sondermüll entsorgt werden.

Und wir selbst als Träger von Amalgamfüllungen? Wenn wir besonders gesund leben wollen, wie z. B.

● nicht rauchen, keinen Alkohol, keine Buttercremetorte

statt dessen

● eine heiße Zitrone trinken, Kaugummi kauen oder Rohkost essen,

dann haben wir meistens größere Quecksilberbelastungen als der „Sünder".

Oft sind es gerade gesundheitsbewußte Menschen, die besonders kränklich sind. Ursache und Wirkung sind sicher teilweise austauschbar!

Heißgetränke, Säuren und der Radiereffekt der Rohkost setzen extrem große Mengen Quecksilber aus Amalgamfüllungen frei!

Warum tritt das Amalgamproblem gerade heute so in den Vordergrund?

Durch komplexe Umweltbelastungen haben wir ein Defizit an Mineralstoffen und Spurenelementen, wie Kalzium, Zink und Selen. Deshalb „saugen" wir förmlich das giftige Quecksilber aus unserer Umwelt auf und bauen es anstelle der benötigten Stoffe in unsere Gewebe ein. Es kombinieren sich also erhöhte Anfälligkeit für und erhöhte Umweltbelastung mit Quecksilber. Wer eine ideale Spurenelementversorgung u. a. mit Selen hat, kann große Mengen Quecksilber schadlos im Körper ablagern. Das beweisen die Menschen, die in Quecksilberbergwerken arbeiten.

Wenn jemand die typischen Quecksilbersymptome oder unklare Beschwerden hat, was soll er dann tun?

1. Diagnostik einer Schwermetallbelastung:
Quecksilber, aber auch Blei, Cadmium, Kupfer, Zinn sowie die giftigen Metalle Palladium und Aluminium.
Methoden:
● Uns haben sich besonders die Bioenergetischen Testverfahren (Anhang, Punkt 4) bewährt
● Aus versicherungsrechtlichen Gründen ist manchmal der chemische Nachweis einer erhöhten Schwermetallausscheidung im Urin nach Gabe eines Ausschwemmungsmittels (Chelat-Therapie mit DMPS-Test nach Daunderer) erforderlich

2. Nachweis des Mangels an Mineralstoffen und Spurenelementen: Kalzium, Magnesium, Zink, Selen
Methoden:
● Bioenergetische Testverfahren (Anhang, Punkt 4)
● Chemische Analysen im Vollblut sagen oft nicht genug über die tatsächliche Situation in den Organen und Geweben aus
● Haaranalysen haben auch Unsicherheitsfaktoren

3. Je nach Alter des Patienten, Schwere der Erkrankung und der Schwermetallbelastung
Entscheidung:
● Sofort Entfernung aller Amalgamfüllungen und danach medikamentöse Behandlung
oder
● nur medikamentöse Behandlung und eventuell bei Erfolglosigkeit später doch noch Amalgamentfernung.

Bei höherem Alter des Patienten, geringem Leidensdruck und nicht zuletzt finanziellen Problemen (es ist schlimm, daß dieser Gesichtspunkt bei gesundheitlichen Störungen eine Rolle spielt) kann der letztere Weg zuerst versucht werden. Von größter Bedeutung wäre die Entwicklung eines kostengünstigen Alternativwerkstoffs zum Amalgam, der dessen unbestreitbare mechanische Vorteile mit Ungiftigkeit verbindet.

Wie sieht nun die medikamentöse Therapie aus?

Leider sehen wir uns oft gezwungen, wieder ein giftiges Medikament, wie z. B. das *Dimaval* (DMPS) oder andere Chelatbildner zu geben, um das Quecksilber über die Nieren auszuscheiden. Danach werden durch Zufuhr der primär fehlenden bzw. durch Dimaval mitausgeschiedenen Mineralstoffe die restlichen Quecksilbermoleküle aus dem Gewebe verdrängt. Gleichzeitig wird dem Quecksilber der Rückweg abgeschnitten. Wo Kalzium, Zink und Selen sitzen, ist eben kein Platz mehr frei für Quecksilber. Manche Patienten vertragen aber wegen einer Allergie kein Dimaval, so daß man auf andere Mittel ausweichen muß. Auch die alleinige Gabe von Mineralstoffen reicht manchmal zur Entgiftung aus, wie Perger bewiesen hat [37].

Viele Ärzte, auch ich habe dies früher getan, geben lediglich homöopathische Mittel z. B. Quecksilber in Hochpotenz D 30, um die Ausscheidungsvorgänge anzuregen.

Das funktioniert auch. Nur wird dabei nicht bedacht, daß die Ausscheidungsorgane überfordert sein können. Dann stauen sich die unter anderem aus den Knochen mobilisierten Schwermetalle im Blut und werden in lebenswichtigen Organen abgelagert. Schäden an der Bauchspeicheldrüse, Nieren, Nebennieren und anderen Hormondrüsen können die Folge sein. Die Gabe von z. B. Dimaval ist eben das kleinere Übel, weil es die mobilisierten Schwermetalle zwangsläufig über die Nieren mit herausbefördert. Wenn die Hauptmenge aus dem Körper so entfernt wurde, kann man dann zur Nachbehandlung gefahrlos die homöopathische Therapie anschließen.

Zusammenfassend möchte ich zu diesem großen Problemkreis feststellen:

Erst die Beseitigung einer Schwermetallbelastung schafft die Voraussetzung zur Überwindung anderer chronischer Krankheiten des Nervensystems, des Darmes, des Immunsystems.

4.2 Die Zunge

Nun wollen wir auf dem Weg durch den Verdauungskanal weitergehen und uns der **Zunge** zuwenden, einem der wichtigsten Hinweisschilder betreffs Ihrer Entgiftungsreaktionen in der Kur. Dieses Organ hat vielfältige Aufgaben, wie z. B. Mithilfe beim Sprechen und Singen, nebenbei auch um eine geringe Wertschätzung auszudrücken. In Fastenzeiten tritt natürlich ihre Aufgabe beim Schmecken und Schlucken für sie ganz weit in den Vordergrund. Die Zunge analysiert jede einzelne Geschmackskomponente der Nahrung getrennt. Erst im Gehirn werden die einzelnen Wahrnehmungen gemeinsam mit dem gesondert tätigen Geruchssinn auf geheimnisvolle Weise zu einer Gesamtempfindung zusammengefügt. Daß Ihr Genuß beim Essen durch Störung dieser letzten Stufe der Informationsverarbeitung im Gehirn empfindlich gestört werden kann, ist Ihnen jetzt sicher einleuchtend. Streitgespräche, Fernsehen usw. während des Essens rauben Ihnen den eigentlichen Genuß.

Hier im Mund geschieht die Vorverdauung der Kohlenhydrate durch den Speichel. Schon Säuglinge werden zu Verdauungsstörungen gebracht, indem ihnen das Saugen zu sehr erleichtert wird. Wohlmeinende Mütter bohren mehrere Löcher in den Sauger der Milchflasche, so daß sich der Säugling fast verschluckt. Das mangelnde Saugen führt zu verringerter Speichelabsonderung. Dadurch gelangt schlecht eingespeichelte Milch in den Magen mit allen Folgen einer gestörten Verdauung.

Aber die Zunge ist auch ein Spiegel Ihrer Gesundheit!

Jeder weiß, daß eine „belegte Zunge" Zeichen einer Krankheit ist. Ursache sind die verhornten Anhängsel der Geschmackszellen. Dort lagern sich Stoffwechselgifte an und werden sichtbar. Interessant ist aber, daß einzelne Gebiete der Zungenoberfläche auf ganz bestimmte Organe hinweisen.

So ist z. B. ein dicker grau-weißlicher bis bräunlicher Belag ganz hinten am Zungengrund typisch für Blase, Nieren und Unterleibsorgane. Eine tiefe Längsfurche in der Mitte spricht für eine Schwäche der Verdauungsorgane. Eine dicke, verquollene Zunge mit Zahneindrücken am Rande ist ein Zeichen von Leber- und Gallenbelastung. Veränderungen ganz vorn auf der Zungenspitze sind für das Herz typisch. Schon der Volksmund sprach davon, „das Herz auf der Zunge zu haben". Ein erwähnenswertes Zeichen bei diesem kurzen Überblick sind noch tiefe Risse in der Zunge, ähnlich den Gletscherspalten im Hochgebirge. Diese sind oft Hinweise auf eine lang bestehende Stoffwechselübersäuerung.

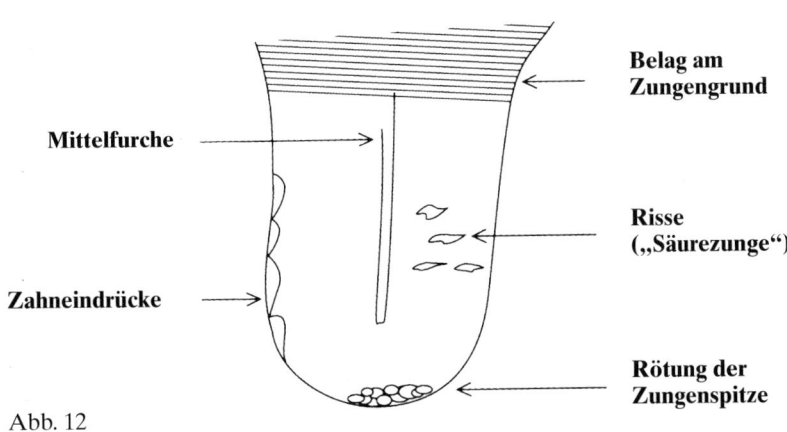

Belag am Zungengrund

Mittelfurche

Risse („Säurezunge")

Zahneindrücke

Rötung der Zungenspitze

Abb. 12

Beim Fasten bildet sich meist ein dicker Belag auf der ganzen Zunge. Nach etwa zwei Wochen kommt es dann parallel zur Entschlackung des Körpers zur Reinigung der Zunge von vorn beginnend nach hinten. Dieser Zungenbelag ist für den Fastenarzt ein wichtiges Zeichen. Sie selbst können daran den Verlauf Ihrer Entgiftungsvorgänge verfolgen.

Dieser kleine Einblick in das große Gebiet der *Zungendiagnostik* kann keinesfalls vollständig sein.

Wenn Sie jetzt gerade dabei sind, sich Ihre Zunge im Spiegel zu betrachten, so erkennen Sie seitlich die Mandeln (Tonsillen). Möglicherweise haben Sie auch Pech und sehen nur die weißlichen Narben nach der Mandeloperation. Dann handelt es sich wirklich um Pech, wenn Sie vielleicht auch noch eine Blinddarmoperation hinter sich haben. Beides, Mandeln und Blinddarm (besser „Wurmfortsatz" genannt), sind wichtige Organe der Immunabwehr gegen Krankheitserreger. Leider wurde in der Vergangenheit zu oft vorbeugend operiert. Sicher gibt es schwere Schäden durch wiederholte Mandelentzündung und ein vereiterter Blinddarm kann tödlich sein. Dieser Gefahr sind Sie durch die Operation entronnen. Wenn die Reizung dieser Organe aber nicht so schlimm war, dann hat Ihnen die Operation mehr geschadet als genützt. Die Natur hat uns diese Abwehrorgane nicht mitgegeben, damit wir sie leichtfertig herausschneiden. Daß diese Zentren des Immunsystems nicht überflüssig sind, beweist das Schicksal der Überlebenden der Atombombenkatastrophen von Hiroshima und Nagasaki. Diejenigen, die weder Blinddarm noch Mandeln (Tonsillen) hatten, waren meist an den Strahlenfolgen gestorben. Andersherum gesagt, die Langzeitüberlebenden hatten meist diese beiden Organe noch und somit eine Reserve an Immungewebe. Ständiges Kränkeln, Rachen- und Kehlkopfentzündung sowie Bronchitis sind oft das Schicksal nach Mandeloperationen.

Die Alternative wäre eine engere Zusammenarbeit zwischen Hals-Nasen-Ohren-Ärzten und Chirurgen mit naturheilkundlich tätigen Ärzten. Letztere können durch Neuraltherapie, Homöopathie und andere Verfahren chronische Verlaufsformen einer Tonsillitis oder Appendizitis oft dauerhaft zur Ausheilung bringen. Dieser Weg ist für alle Beteiligten der mühsamere, bringt aber langfristig mehr gesundheitliche Stabilität.

4.3 Weitere Verdauungsorgane

Nun kommen wir in Bereiche, die Sie im Spiegel nicht betrachten können. Im tiefen Rachen kreuzen sich die Wege der Luft und der Nahrung. Die Luft geht beim Atmen von der Nase in die **Luftröhre**, die Nahrung vom Mund in die **Speiseröhre**. Daß es dabei ohne Ampelregelung nur sehr wenig „Unfälle", sprich „Verschlucken" gibt, ist eine Meisterleistung der Koordination. Schlucken, Atmen, Sprechen, Lachen, Husten – die Anforderungen, die der Stammtisch im Wirtshaus an uns stellt, könnten nicht größer sein. Dennoch kommt es gelegentlich vor, daß ein größerer Speisebrocken den Eingang der Luftröhre blockiert. Durch Reizung des Vagusnerven an dieser Stelle kann es zum Herzstillstand kommen. Dieser „Bolustod" ist gar nicht so selten. In solch einem Fall hilft dann nur sofortiges beherztes Vorgehen im Rahmen der „Ersten Hilfe". Aber Sie als prinzipienfeste Anhänger der „Eßkultur nach Mayr" (siehe Kapitel 1) kommen gewiß nicht in diese Situation!

Rasch, wie beim Schlucken, gelangen wir durch die Speiseröhre in den **Magen**. Dort wird durch Salzsäure und Pepsin die Eiweißverdauung begonnen. Über die Bedeutung des Magens für die Säure-Basen-Regulation im Blut hatten wir bereits gesprochen. Daraus ergibt sich auch die Behandlung von Entzündungen und Magengeschwüren mittels Mayr-Kur und Basenpulver. Damit sind die meisten derartigen Erkrankungen auszuheilen – unter Einbeziehung der Regulationstherapien. In den letzten Jahren wurde ein Krankheitserreger entdeckt, der für Magengeschwüre verantwortlich gemacht wird. Dieser Campylobacter pylori genannte Keim, wird nach Terrainsanierung durch die Mayr-Kur bedeutungslos.

Der Magen kann durch Überfüllung erschlaffen und in seinen Bewegungen gestört sein. Dann fließt zum Essen getrunkene Flüssigkeit nicht neben dem Speisebrei durch den Magen hindurch, sondern vermischt sich. Jegliche Verdünnung der Magensäfte verzögert aber die Verdauung und erzeugt ein unangenehmes Völlegefühl. Deshalb sollten Sie nur bis $^1/_4$ Stunde vor oder frühestens $1^1/_2$ Stunden nach dem Essen wieder trinken!

Es gibt aber noch eine andere Ursache für Druckgefühl im Oberbauch, selbst nach ganz normalen Mahlzeiten. Die Ursache ist wieder die leidige Stoffwechselübersäuerung. Wenn ein Mangel an basischen Mineralstoffen besteht, weigert sich Ihr Dünndarm möglichst lange, den sauren Mageninhalt hereinzulassen. Der *Pförtner* am Magenausgang verschließt ihn und Sie fühlen sich unwohl. Es wäre falsch, den Pförtner mit Medikamenten zu lähmen wie das bei Raubüberfällen gelegentlich mit Betäubungsmitteln praktiziert wird. Die Folgen für den Dünndarm sind verheerend. Vielmehr sollte durch Ausgleich der

Übersäuerung die Notwendigkeit zum Selbstschutz des Dünndarms überflüssig werden.

Das so gewonnene Wohlbefinden schon in den ersten Tagen der Mayr-Kur ist für viele Patienten einfach unfaßbar. Die Selbstheilungskräfte der Natur setzen sich sofort durch, wenn sie nicht mehr gestört werden. Diesen Zustand haben wir in der Kur durch Schonung und Entsäuerung hergestellt.

Im **Dünndarm** angelangt, erwartet den Speisebrei eine basische Verdauungsflüssigkeit. Sie wird von der Bauchspeicheldrüse und den kleinen Dünndarmdrüsen gebildet. Verschiedene Enzyme setzen die im Magen begonnene Eiweißverdauung fort. Schwerpunkt ist jedoch die Kohlenhydratverdauung im basischen Milieu. Es gibt keine krasse Trennung: *entweder Eiweiß- oder Kohlenhydratverdauung im Dünndarm.*

Ein Überwiegen der letzteren wird aber durch das basische Milieu begünstigt. Daraus leitet sich auch die biologische Begründung der Hay'schen Trennkost [67] ab.

Wenn *Eiweiß* (Fleisch, Fisch, Ei, Käse) den Hauptbestandteil einer Mahlzeit bildet, wird der Organismus dies wohlweislich länger im Magen behalten, damit im sauren Milieu eine rasche und vollständige Eiweißverdauung abläuft. Besteht Ihre Mahlzeit aber überwiegend aus *Kohlenhydraten* (Getreide, Kartoffeln, Süßigkeiten), wird diese den Magen rasch passieren, um im basischen Dünndarmmilieu aufgespalten zu werden. Wir essen jedoch traditionellerweise beides gemeinsam zu einer Mahlzeit wie z. B. Brot, Reis oder Kartoffeln mit Fleisch, Fisch oder Quark. Dann bleibt unserem Körper nur der Versuch eines Kompromisses übrig. Jeder Kompromiß hat aber für beide Seiten Nachteile. Entweder wird die Eiweißverdauung bevorzugt, dann vergären die Kohlenhydrate im Magen. Wird hingegen die Kohlenhydratverdauung bevorzugt, verfault das Eiweiß im Dünndarm.

Bei sehr bescheidenen Portionen und körperlich aktiven Menschen mit einem leistungsfähigen Verdauungstrakt ist dieser Kompromiß ohne Gärung und Fäulnis möglich. Bei allen verdauungsgestörten chronisch kränkelnden Menschen ist jedoch die Hay'sche Trennkost goldrichtig. Wahrscheinlich hat keiner derjenigen Wissenschaftler, die diese Kostform kritisieren, sie jemals ausprobiert. Den praktischen Beweis kann jeder an sich selbst testen!

Nicht erwähnt wurde bislang die Fettverdauung im Dünndarm unter Mithilfe der Gallenflüssigkeit. Diese ist nicht vom pH-Wert abhängig. Deshalb kann Fett mit jedem anderen Nahrungsmittel kombiniert werden.

4.4 Wo finden wir im Dünndarm eine Verschmutzung?

Die Oberfläche des Dünndarms ist stark gefaltet und bis in den mikroskopischen Bereich hinein wie eine Bürste geformt. Dadurch entsteht eine mehrere hundert Quadratmeter große innere Oberfläche. Dies ist der Schauplatz:

● Der Zerteilung der Nahrung in Einzelbestandteile,

● Der gezielten Auswahl, welche Mineralstoffe und Vitamine z. B. tatsächlich in die Blutbahn aufgenommen werden,

● Der Ausscheidung von Stoffwechselgiften in den Darm (50 % der Fäkalien sind Stoffe, die durch die Darmwand ausgeschieden werden) [5].

Es ist ein Wunder der Natur, daß unser Körper aus dem Nahrungsbrei im Darm ganz gezielt nur diejenigen Stoffe aufnimmt, die er benötigt. Durch Schädigung der Darmschleimhaut wird diese Fähigkeit beeinträchtigt. Deshalb haben viele von uns hochgradige Vitamin- und Mineralstoffmängel, obwohl sie ein Vielfaches des Bedarfes verzehren. Diese große innere Oberfläche ist nach Jahren der Völlerei verklebt und verschmutzt mit unverdauten Nahrungsresten. Wenn Sie nur eine Mahlzeit auslassen, beginnt Ihr Körper sofort, diese Reste zu verdauen. Weil darin mittlerweile Giftstoffe entstanden sind, werden Sie massiv damit überschwemmt. Deshalb fällt es uns auch viel schwerer, nur eine Mahlzeit auszulassen als eine Woche zu fasten. Die ersten zwei Tage sind die schlimmsten!

Parallel dazu spülen wir die große innere Darmoberfläche, diese „Wurzel" der „Pflanze Mensch" mit Bitterwasser sauber.

Trotz vorübergehender Mängel im Nahrungsangebot werden Sie alle Defizite nach der Kur schnellstens ausgleichen. Die Dünndarmschleimhaut ist das große Wunderwerk, welches über Vitalität oder Kranksein des ganzen Körpers entscheidet.

4.5 Welche Rolle spielt die Atmung für die Bauch-organe?

Die im Darm aufgenommenen Nährstoffe, aber auch Verdauungsgifte sofern sie entstehen, gelangen in die Blut- und Lymphbahnen. Diese ziehen durch das sogenannte Gekröse zur Rückwand der Bauchhöhle. Dort in der Gekrösewurzel, lateinisch „Radix" genannt, entstehen durch Darmgifte und Nahrungsmittelallergien Entzündungen. Diese sind von außen als sogenanntes „Radixödem" unterhalb des Nabels tastbar, mitunter derb und groß wie eine Männerfaust [69]. Dieses Zeichen spricht immer für schwerwiegende, vom Darm ausgehende gesundheitliche Störungen. Darüber reden wir im nächsten Kapitel ausführlicher.

Der Dünndarm ist die der Leber vorgeschaltete Entgiftungsstation. Wenn er überfordert ist, wird das Blut mit Giftstoffen belastet.

Bevor dieses nährstoff- und möglicherweise giftstoffbeladene Blut zum Herzen und von dort zu allen Körperzellen gelangt, muß es die Leber passieren. Dieses zentrale Entgiftungsorgan des *Stoffwechsels* ist als Zeichen der Überlastung und Ermüdung bei den meisten Menschen vergrößert tastbar. Diese Überlastung ist beileibe nicht immer und ausschließlich alkoholbedingt. Auch strenge Abstinenzler und insbesondere Rohköstler zeigen oft Lebervergrößerungen. Es ist die erwähnte Gesamtheit der Verdauungsvorgänge, die harmonisiert werden muß. Ein Alkoholverzicht allein reicht nicht aus.

Da sich das *Blut* und die *Lymphe* bei Radixödem und Leberschwellung zurückstauen können, entstehen Hämorrhoiden,

Unterleibsprobleme und Krampfadern der Beine. Eine Beseitigung der mechanischen Hindernisse im Bauchraum durch eine Darmsanierung ist somit eine ursächliche Behandlung der häufigen Blut- und Lymphstauungen in Unterleib und Beinen. Kurzfristig können wir durch die ärztliche Bauchbehandlung in der Kur die Entstauung fördern. Viel effektiver ist aber die Wirkung der richtigen Bauchatmung, die beim Gesunden etwa 10000mal am Tage während des Wachseins diesen Prozeß unterstützen kann.

Das Zwerchfell bewegt sich aktiv bei richtiger *Bauchatmung* (beim Einatmen: Bauch raus) wie ein Kolben im Zylinder Ihres PKW-Motors auf und ab. Dabei werden abwechselnd im oberen Teil des Zylinders, im Brustraum Unterdruck und im Bauchraum Überdruck erzeugt. Blut und Lymphe fließen dann entlang des Druckgefälles vom Bauch nach oben zum Herzen und überwinden so die Schwerkraft (siehe Abbildung 13). Die Atmung ist also gemeinsam mit dem Herzen eine wichtige Saugdruckpumpe. *Welche Kraft sonst sollte Ihr Blut bergauf fließen lassen?* Lediglich beim Laufen unterstützt die „*Muskelpumpe*" Ihrer Beine diese Blutströmung nach oben. Bei der Ausatmung wirken dann die Bauchmuskeln gleichsinnig. Damit das Blut nicht nach unten ausweichen kann, sind Klappen in den Venen vorhanden, die nur eine Strömung nach oben zulassen.

Die oberflächliche Brustkorbatmung ist also falsch! Wichtig ist die richtige Bauchatmung, soweit diese überhaupt möglich ist, da der kranke Bauch eine Atemblockade verursacht. Wir versuchen, diese Bauchatmung mit Ihnen bei der ärztlichen Bauchbehandlung einzuüben.

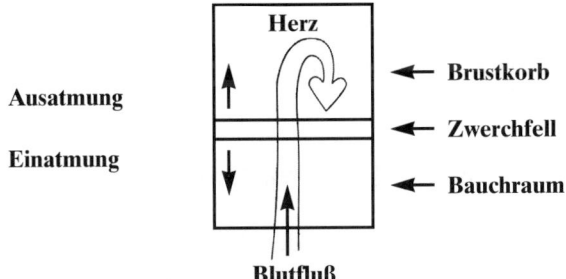

Abb. 13

127

Auf dem weiteren Weg durch den Darm erreichen wir nun den **Dickdarm,** nachdem wir eine Klappe passiert haben. Diese ist einer Pendeltür vergleichbar, die sich nur in eine Richtung öffnen läßt. Deshalb gelingt es uns mit der Colonhydrotherapie auch nur, den Dickdarm grob zu reinigen. In den Dünndarm kann die Spülflüssigkeit nicht aufsteigen. Dieser kann nur von oben her mittels Bitterwasser saubergespült werden.

Normalerweise hat der Dickdarm die Form eines straff gespannten Bogens. Durch Zivilisationskost und inaktive Lebensweise wird er schlaff. So kann er in der Mitte girlandenförmig herabhängen. Dadurch bilden sich rechts und links zwei spitze Kurven aus, deren Schenkel sich fast berühren. Analog zu den zwei Läufen einer Jagdflinte bezeichnet man diesen Zustand als „Doppelflintenform" (siehe Abbildung 14). Daß sich dort der Stuhlgang staut und zu chronischen Reizungen Anlaß gibt, ist verständlich. Um eine 180°-Kurve einer Alpenstraße kann man auch nicht mit 130 km/h fahren, so daß sich dort Staus bilden.

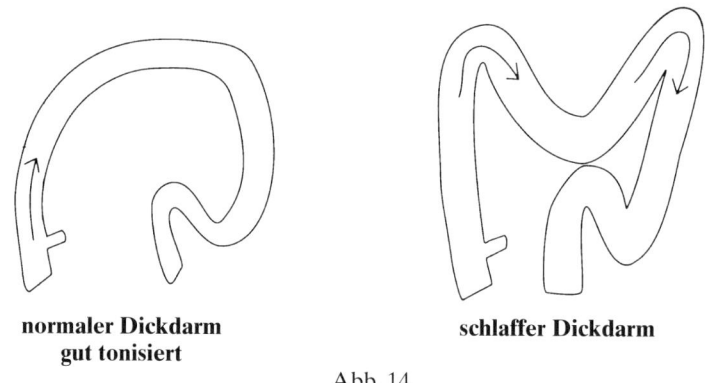

normaler Dickdarm **schlaffer Dickdarm**
gut tonisiert

Abb. 14

Durch alle Darmsanierungsmaßnahmen während der Kur soll eine Komplexwirkung mit Straffung des Dickdarms erzielt werden.

4.6 Was steht hinter dem Problem der Verstopfung?

Der Dickdarm ist der Ort der Eindickung des Stuhlbreies durch Wasserentzug. Ist der Darm schlaff, sind wir körperlich inaktiv mit gleichzeitig fehlender Bauchatmung und trinken wir zuwenig, ist eine Verstopfung die logische Folge. Verstärkt wird diese bei Frauen durch hormonelle Einflüsse. Wer sich dann möglicherweise aus Bequemlichkeit über Jahre dickdarmreizender Abführmittel bediente, hat das Nervensystem des Dickdarmes abgestumpft. Ähnlich einem müden Pferd reagiert der schlaffe Dickdarm noch einige Jahre auf die Peitsche der Abführmittel. Irgendwann geht es ihm aber wie dem Pferd:

Er kann nicht mehr, nicht mal mehr nach Peitschenschlägen. Eher fällt das Pferd tot um, als auch nur noch einen Schritt vorwärts zu gehen. Mit einem solchen Darm kommen viele Patientinnen zu uns und erwarten Wunder. Sicher kann die Mayr-Kur im Rahmen der verbliebenen funktionellen Möglichkeiten des Darmes viel bewirken. 20jährigen Abführmittelmißbrauch kann sie aber nicht ungeschehen machen.

Deshalb ist die Vorbeugung so wichtig:

● *Der behandelnde Arzt wird Sie individuell beraten, da Verstopfung nicht gleich Verstopfung ist.*
● *Generell ist eine reichliche Flüssigkeitszufuhr (mindestens 1,5 l/Tag) wichtig)*
● *körperliche Bewegung.*
● *Korrektur psychischer Einstellungen, die zur Unterdrückung des Stuhlreflexes führen („Außerhalb meiner sauberen privaten Sphäre kann ich nicht auf die Toilette gehen", „Morgens habe ich keine Zeit…").*
● *Verwendung von glycerinhaltigen Zäpfchen als Gleitmittel, wenn schmerzhafte Erkrankungen des Afters den Reflex behindern.*
● *heiliges morgendliches Ritual, um den Darm in Gang zu bringen:*
– *Bauchselbstbehandlung im Bett gleich nach dem Erwachen [45]*
– *sofort nach dem Aufstehen 0,5 l zimmer- bis körperwarmes **gutes** Wasser (Volvic, Evian, ungechlort) trinken,*
– *Morgengymnastik*
– *vor dem Frühstück Obst essen,*

– *spätestens nach dem Frühstück 5 Minuten in aller Ruhe im wohlig warmen WC niedersetzen und warten, ob sich etwas tut.*

● *Wer bei einem trägen Darm erst dann die Toilette aufsucht, wenn er einen imperativen Stuhldrang verspürt, wartet meist vergebens.*

4.7 Wie sollte nach Mayr der Stuhlgang aussehen, den ein ideal gesunder Darm produziert?

So ungern man über diese Dinge spricht, so aufschlußreich ist doch die Beschaffenheit des Stuhlgangs. Er sollte:

● nicht penetrant riechen,

● die Form einer Wurst mit glatter Oberfläche und abgerundeten Enden haben, wie ein Maiskolben

● von einer Schleimschicht überzogen sein, so daß der After nur unwesentlich beschmutzt wird.

Die Menge des verwendeten Toilettenpapiers ist ein Hinweis für die Güte der Darmtätigkeit – je weniger um so besser!

Liebe Leser!

Wir haben unser „appetitliches Menü" vom Teller bis zum „bitteren Ende" verfolgt und dabei einige besondere Wetterecken ausführlicher besprochen. Genau wie man bei einer Weltumsegelung „Kap Hoorn" einige Gedenkminuten widmen muß, haben wir

– die Zähne nebst Amalgamproblematik
– die Zunge als Spiegel der Gesundheit
– die Koordination der Magenentleerung
– die selektive Eiweiß- und Kohlenhydratverdauung und
– das Problem der Verstopfung

eingehender besprochen.

Im folgenden Kapitel wollen wir uns nun einer besonders heiklen Frage zuwenden.

5 Nahrungsmittelallergien – eine Modekrankheit?

Zunächst wünsche ich Ihnen allen, daß Sie das folgende Thema nie persönlich betreffen möge. Es geht hierbei um das angstbesetzte Problem der Immunschwäche. Aber nicht **AIDS**, die infektiöse Form, sondern die „hausgemachte" Zerrüttung des Immunsystems soll uns hier beschäftigen.

Was verstehen wir unter Allergie?

Normergie ist normale, **Allergie** ist unnormale Reaktion auf einen beliebigen Reiz, z. B. Blütenstaub. Die Allergie unterteilt sich wieder in die fehlende Reaktion überhaupt (die **Anergie**) sowie die überschießende Reaktion, die **Hyperergie**.

Beim Krebs stört uns die Anergie, die fehlende Attacke der Abwehrzellen gegen Krebs, weil dieser sich getarnt hat. Mit Allergie meinen wir aber meistens die überschießende Reaktion, z. B. die Qualen des Heuschnupfens oder Asthmas wegen einiger lächerlicher Blütenstäubchen.

Allergien gibt es aber auch auf andere Stoffe wie z. B. Holzschutzmittel und Erdölverbrennungsprodukte. Mancher leidet an unerklärlichen Beschwerden und niemand kommt auf den Gedanken, die Ölheizung im Keller dafür verantwortlich zu machen [42]. Mit der Nahrungsmittelallergie verhält es sich ähnlich mysteriös. Ursache und Wirkung sind hier nicht so offensichtlich wie bei Heuschnupfen.

Folgendes Schema kann das komplizierte Problem, bei dem sich „die Katze in den Schwanz beißt", einfach veranschaulichen:

Wie wir an diesem Kreislauf sehen, ist die Immunschwäche Ursache und Folge der Nahrungsmittelallergie sowie der Verpilzung des Darmes.

Bei diesen Darmpilzen handelt es sich überwiegend um **Candida albicans**, eine Hefeart und andere verwandte Stämme.

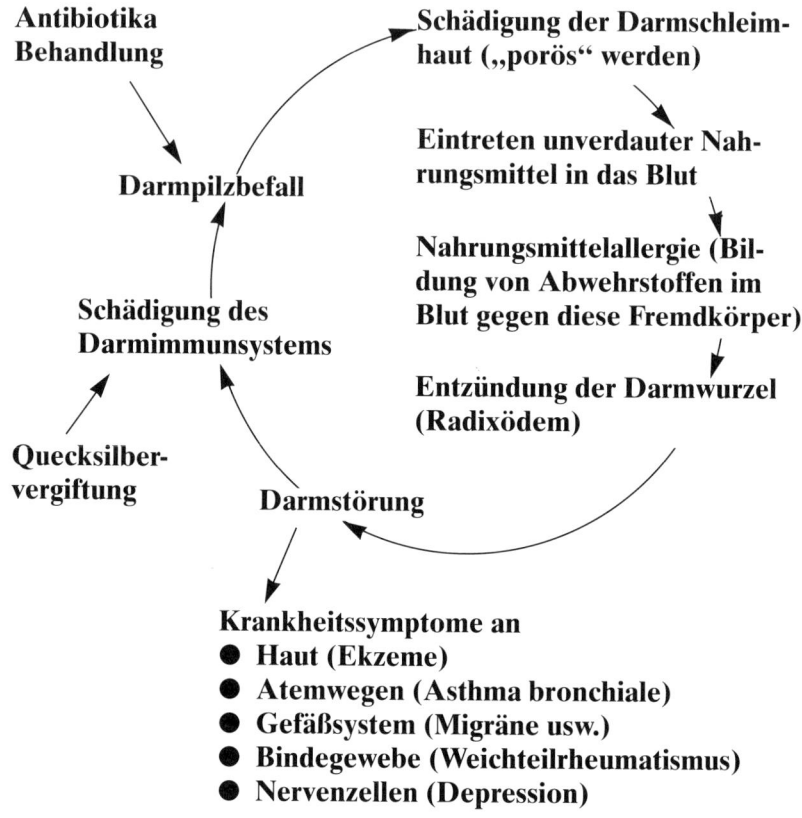

Antibiotika
Behandlung

Schädigung der Darmschleimhaut („porös" werden)

Darmpilzbefall

Eintreten unverdauter Nahrungsmittel in das Blut

Schädigung des
Darmimmunsystems

Nahrungsmittelallergie (Bildung von Abwehrstoffen im
Blut gegen diese Fremdkörper)

Quecksilber-
vergiftung

Entzündung der Darmwurzel
(Radixödem)

Darmstörung

Krankheitssymptome an
● Haut (Ekzeme)
● Atemwegen (Asthma bronchiale)
● Gefäßsystem (Migräne usw.)
● Bindegewebe (Weichteilrheumatismus)
● Nervenzellen (Depression)

Diese ist Ihnen sicher als „Windeldermatitis" bei Säuglingen und „Mundsoor" (weißlicher Belag auf entzündeter Schleimhaut bei Kleinkindern und älteren Menschen) ein Begriff. Darüber hinaus können auch **Aspergillus niger** (schwarzer Schimmel), **Mucor mucedo, Mycosis fungoides** und **Actinomyces israeli** als häufigste Begleiter vorkommen. Es ist aber nicht eine Frage der Infektion, ob jemand Darmpilze in größerer Menge beherbergt, sondern des „Terrains", seiner Anfälligkeit.

Man kann sich gar nicht vor Pilzen in der Nahrung schützen. Sie sind in Backwaren, auf Südfrüchten, in alkoholischen Getränken, die mittels Gärung entstehen und in vielen anderen Lebensmitteln enthalten. Die Lebensmittelindustrie setzt Pilzkulturen, z. B. **Aspergillus**, großtechnisch zur Herstellung von

künstlicher Zitronensäure ein. Diese wiederum finden Sie als Konservierungsmittel überall, von Oliven im Glas bis zu Marinaden und Dressings. Sie werden mit Pilzbestandteilen konfrontiert, egal ob Sie Bier oder Wein trinken, Hefeklöße oder Pizza essen. Diese Aufzählung soll Ihnen zeigen, daß es genauso unmöglich ist, sich vor Pilzinfektion zu schützen, wie im Winter dem Grippevirus aus dem Weg zu gehen. Bestenfalls gelingt es uns durch Vorsicht, die Infektionsdosis zu reduzieren. Das Entscheidende ist vielmehr die Stärkung unserer Abwehrkraft gegen alles Negative.

Pasteur vertrat den mechanistischen Standpunkt:
- *Wenn ein Krankheitserreger in den Organismus gelangt, wird dieser krank. Schuld an der Krankheit sind also die Bakterien etc.*

Bernard dagegen sagte:
- *Le microbe n'est rien. Le terrain c'est tout.*

Schuld sind nicht die Bakterien, daß wir krank werden. Schuld ist unser Organismus selbst, weil er die Bakterien herein läßt.

Auf dem Sterbebett sagte Pasteur als Resümee seines Forscherlebens:

„Bernard hatte doch recht!"

Aus diesen etwas weiter ausgeführten Erklärungen können Sie die Bedeutung unseres Darmimmunsystems als Schutzschild erkennen. Mehr als zwei Drittel unseres gesamten Immunsystems ist im Darm lokalisiert. Wenn dieser durch Gärung oder Fäulnis belastet ist, wird unser Abwehrsystem gelähmt. Verschlimmert wird das Dilemma, wenn gleichzeitig das schwere Immungift Quecksilber aus Amalgamfüllungen hinzukommt. Wenn dann noch Antibiotikagaben den Bakterienrasen als natürliche Schutzschicht des Darmes vernichten, können sich Pilze ungehindert ausbreiten.

Ein Übriges tut dann eine kohlenhydratreiche Ernährung als Lieblingsspeise unserer Darmpilze dazu. Dann können Sie eine **Gärfabrik** im Bauch haben, die Ihnen *0,7 Promille Blutalkohol* zaubert, und das noch steuerfrei! Dieser Wert wurde unlängst bei einem Darmpilzpatienten in den USA gemessen. Zwar hatte er 1 kg Schokolade verzehrt, was sicher nicht alltäglich ist. Bei Kombination von frischem Obst und Süßigkeiten in einer Mahlzeit reichen schon wesentlich geringere Mengen zur Gärung aus. Eine 0 Promille-Grenze im Straßenverkehr ist somit schon aus rein medizinischen Gründen illusorisch.

Es ergeben sich daraus auch die typischen Symptome, an denen Sie erkennen, ob Sie Darmpilze haben:
● Heißhunger auf Süßes
● Blähungen
● breiiger, klebriger Stuhlgang

Diese Pilze wachsen innerhalb der Darmschleimhaut genauso wie ihre Verwandten im Wald sich im Erdreich ausbreiten. Wer kennt nicht die Freude beim Pilzesuchen, wenn nach dem ersten kapitalen Steinpilz noch fünf andere in der Nähe entdeckt werden. Das unterirdische Pilzgeflecht ist dafür verantwortlich. Im Darm ist das Pilzwachstum ähnlich, nur daß es weniger Freude bereitet. Die Darmschleimhaut, unsere innere Barriere gegen die Außenwelt (zu der auch der Darminhalt gehört), wird durchlöchert, porös. So können größere unverdaute Nahrungsbestandteile in die Blutbahn eindringen. Dort werden sie als Fremdkörper erkannt und durch Bildung von Antikörpern bekämpft. Die äußeren Begleiterscheinungen dieses Kampfes, den Lärm und Pulverdampf auf dem Schlachtfeld, verspüren wir als Krankheitssymptome. Meist fällt es uns nicht im Traum ein, daß diese Beschwerden mit einer Nahrungsmittelallergie zusammenhängen. Es gibt nämlich verschiedene Formen.

Bei der Sofortreaktion ist der Zusammenhang zwischen Ursache und Wirkung offensichtlich. Erdbeeren essen oder Milch trinken und danach einen juckenden Hautausschlag bekommen – da braucht man nicht lange zu suchen. Wesentlich heimtückischer ist der verzögerte Reaktionstyp. Hierbei geht es uns nach dem Genuß des schädlichen, weil allergenen Nahrungsmittels erst einmal besser. Später dann kommt das Mißempfinden, der Katzenjammer. So werden wir erneut dazu verleitet, das belastende Nahrungsmittel zu verzehren, damit es uns wieder kurzfristig besser geht.

Erinnert Sie das nicht an die Zigarette? Genau richtig!

Die Nahrungsmittelallergie ähnelt stark einer gewöhnlichen **Sucht**. Deshalb sind wir oft auf **das** allergisch und werden dadurch geschädigt, was uns am **besten** schmeckt, was wir am meisten essen.

Hühnereiweiß, Kuhmilch und Weizen kommen in unserer Küche in der Regel mehrmals täglich vor. Deshalb sind wir häufiger darauf allergisch als z. B. auf Forelle, Kastanien, Avocado oder Hirse. Daß uns die Mehlschwitze in der Soße oder ein Brötchen in depressive Stimmung versetzen sollen, will Ihnen sicher auch nicht einleuchten. Fühlen wir uns doch gerade nach einer Mahlzeit, zumindest vorübergehend, einmal wieder relativ wohl. Die Betonung liegt hier auf **relativ. Richtig** wohl fühlen wir uns eigentlich schon lange nicht mehr. Dieses Wohlbefinden werden wir kennenlernen, wenn wir eine Woche fasten. Dies ist übrigens ein guter Test auf Nahrungsmittelallergie.

Beim strengen Teefasten durchleben manche Patienten eine Krise zwischen dem ersten und vierten Tag. Kopfschmerzen und Erbrechen steigern sich ins schier Unerträgliche, um dann plötzlich, wie mit der Schere abgeschnitten, dem absoluten Wohlbefinden zu weichen. Diese Krise kann verschiedene Ursachen haben. Sehr häufig dürfte sie durch eine Nahrungsmittelallergie verursacht sein und der Entzugssymptomatik bei Raucher- oder Alkoholentwöhnung entsprechen.

Wenn sich der Körper nach sieben Tagen Teefasten dann unabhängig gemacht hat, beginnt die eigentliche Testphase. Jeden Tag wird ein neues Nahrungsmittel in den Speiseplan aufgenommen und die Verträglichkeit registriert.

Nach sieben Tagen Teefasten reagiert der Körper wieder normal, wie bei der ersten Zigarette im Leben. Nach Verzehr des allergenen Nahrungsmittels, z. B. Weizen, fühlt man sich dann sofort elend und nicht erst kurzfristig besser. Die so ermittelten unverträglichen Nahrungsmittel werden auf eine „schwarze Liste" gesetzt und längere Zeit (2–6 Monate) völlig gemieden (**Eliminationsdiät**). Danach wird erneut getestet, wie der Körper darauf reagiert. Wenn er sie nun toleriert, kann mit der **Ro-**

tationsdiät begonnen werden. Wenn man ein ehemaliges Allergen (z. B. Hühner-Eiweiß) nur jeden vierten Tag verwendet, baut sich die Allergie nicht wieder auf. Dies würde bedeuten, maximal Montag – Freitag – Dienstag – Samstag Hühnerei zu verwenden. Es ist günstig, wenn alle Nahrungsmittel in diesen Viertages-Rhythmus eingepaßt werden, um eine Ausweitung der Allergie auf andere Nahrungsmittel zu verhindern.

Soweit die theoretischen Empfehlungen der Ökotrophologen, die sicher von einigen Enthusiasten mit Akribie befolgt werden. Was soll aber aus all denen werden, die ihren Lebensunterhalt durch harte Arbeit mit häufigen Reisen und Restaurant-Essen verdienen müssen? Oder die vielleicht ganz einfach zu schwach sind, sich einem solchen Martyrium zu unterwerfen? Soll die Gesundheit nur den Philistern wieder in Aussicht gestellt werden?

Wohlgemerkt, auch ich bemühe mich, eine Rotation, eine abwechslungsreiche Kost einzuhalten. Darum aber geht es nicht. Das System der Eliminations- und Rotationsdiät setzt hundertprozentige Konsequenz voraus, vor allen den Verzicht auf jegliche Fertigprodukte!

Wie schwer das ist, erkennen Sie, wenn Sie versuchen, für ein Kind nur Milch und Weizen aus dem Speiseplan zu streichen. Fast ein Ding der Unmöglichkeit!

Selbst wenn alle Beteiligten guten Willens sind, kommt irgendein Versäumnis durch Unkenntnis zustande. Daß Schokolade meist Milch enthält, ist klar. Daß in „Toblerone" aber auch Ei enthalten ist, habe ich auch erst nach zufälligem gründlichen Lesen der Zusammensetzung erfahren. Und wie wollen Sie Ihrem Kind verbieten, unter keinen Umständen etwas Eßbares außer Haus anzunehmen?

Diese wenigen Beispiele mögen genügen, Ihnen die Problematik darzustellen. Sicher sollte man soweit wie möglich auf unverträgliche Nahrungsmittel verzichten. Parallel dazu müssen aber alle im Schema dargestellten Risikofaktoren komplex behandelt werden.

Deshalb lautet unser Therapiekonzept bei Verdacht auf Pilzbefall:

● *Diagnostik von Darmpilzen mittels:*
- bioenergetischer Testverfahren (Anhang, Punkt 4),
- Stuhluntersuchung im Speziallabor bei bestimmten Fällen, die aber nicht immer verläßliche Ergebnisse bringt, da der Candidapilz in Nestern vorkommt. Außerdem sollte der Stuhl sofort nach der Ausscheidung noch warm untersucht werden.

● *Diagnostik von Nahrungsmittelallergien mittels:*
- Fasten
- Bioenergetischer Testverfahren (Anhang, Punkt 4)
- Bluttest (IgG-Nahrungs-Antikörper) für Sonderfälle
Das letzte Verfahren sollte aber nicht unmittelbar nach einer Fastenkur durchgeführt werden, da es dann falschnegative Aussagen ergibt.

In bestimmten Fällen ist es eine
● *Diagnostik von Schwermetallbelastungen und Spurenelementmangel erforderlich mittels:*
- Bioenergetischer Testverfahren (Anhang, Punkt 4)
- Vollblutuntersuchungen, Haaranalyse [17], DMPS-Test [9] können ergänzend eingesetzt werden.

● *Therapie von Darmpilzen mittels:*
- „Terrainsanierung" (F. X. Mayr-Kur) und Harmonisierung des Biofeldes unseres Körpers – „Chakren-Therapie" (z. B. mit Phonoakupunktur oder Farbenergiestrahler)
- Antipilzdiät (Anhang, Punkt 6)
- Nystatin-Pulver und andere Antipilzmittel
- Naturheilmittel wie Olivenöl, Vitamin H (Biotin), roher Knoblauch, Aloe-vera-Saft, Germanium (ein Spurenelement)
- Darmsymbioselenkung (Milieuverbesserung, um keine Lücke für die Pilze und andere Schädlinge zu lassen)

● *Therapie von Nahrungsmittelallergien mittels:*
- Eliminations- und Rotationsdiät
- Löschen mittels Bioresonanztherapie

● *Therapie von Schwermetallbelastungen und Spurenelement-mangel mittels:*

– Elimination von Schwermetallbelastungen in der Umwelt, Nahrung und im Körper selbst (Amalgamfüllungen),
– Chelat-Therapie (Dimaval, DMSA, EDTA usw.),
– Orthomolekulare Therapie (Zufuhr der fehlenden Mineral-stoffe, Vitamine, Spurenelemente im richtigen Verhältnis zueinander [36, 37, 60] bevorzugt aus pflanzlichen und tieri-schen Quellen, wie z. B. Produkten des Bienenvolkes.
– Isopathie (Gabe einer homöopathischen Hochpotenz des ent-sprechenden Schwermetalls, z. B. Blei oder Quecksilber)

Dieses Komplexprogramm kann den verhängnisvollen Kreis-lauf von Darmstörung, Immunschwäche, Darmpilzen und Nah-rungsmittelallergie unterbrechen. Wenn Sie nur an einem dieser Faktoren ansetzen, z. B. mit einer Diät (Meiden der unverträgli-chen Nahrung), werden Sie höchstens Linderung, aber kaum Heilung erreichen. Deshalb ist für solcherart komplex belastete und chronisch kränkelnde Patienten eine massive allseitige und langfristige Behandlung aller Einzelursachen erforderlich. Da-mit ersparen Sie sich auch frustrierende Diätversuche und wer-den durch stabile Langzeiterfolge belohnt.

Eingangs hatten wir bei diesem Kapitel das Problem der Im-munschwäche hervorgehoben – Immunschwäche als Ursache und Folge von Nahrungsmittelallergie und Darmpilzbefall. Die Rolle der Schwermetallbelastung als zusätzlicher Faktor ist uns ebenfalls klar geworden. Einen besonders interessanten Aspekt der heute als Zivilisationskrankheit imponierenden Ab-wehrschwäche vieler Menschen möchte ich zum Schluß beto-nen:

DCA – eine von Darmbakterien aus Gallensäuren herge-stellte körpereigene Substanz soll der entscheidende Schlüssel zur Immunstimulation sein [64]. DCA wird im Darm gebildet, durch das Blut im gesamten Körper verteilt und soll überall un-ser Abwehrsystem steuern. Ohne DCA würden uns krankma-chende Bakterien, Viren, Pilze sowie normalerweise täglich in unserem Körper entstehende Krebszellen vernichten. Ohne

DCA stehen wir wehrlos da, da ein Teil unserer Abwehrzellen, die Makrophagen, wie in einem Tiefschlaf ruhen. Aber DCA wird nur von einer gesunden, vielfältigen Bakterienflora im Darm gebildet. Nur zu diesem Zweck erlaubt es unser Körper, daß wir im Darm mehr Bakterien haben als Zellen im ganzen Körper. Hier ist eine zum gegenseitigen Vorteil existierende Gemeinschaft von Mensch und Bakterien entstanden, die nach dem Motto handelt: „leben und leben lassen". Wenn wir in dieses harmonische Gleichgewicht mit Antibiotika oder auch Fehlernährung eingreifen, sägen wir den Ast ab, auf dem wir sitzen. Wenn wir unsere besten Freunde, die guten Darmbakterien nicht mehr leben lassen, fehlt uns das von ihnen gebildete Lebenselixier gegen Krebs, Infektionen und Arterienverkalkung. Wenn diese Theorie von Vlcek [64] sich als richtig herausstellt, wäre das eine weitere Erklärung für die Erfolge der Mayr-Kur. Die segensreiche Wirkung einer Darmsanierung als Gesundheitsvorsorge mittels Mayr-Kur ist vielen Ärzten und Patienten aus Erfahrung bestens bekannt. Das entscheidende konkrete Bindeglied zwischen Darmgesundheit einerseits und Krebsabwehr, Widerstandsfähigkeit gegen Infektionen und Schutz vor Arterienverkalkung heißt möglicherweise DCA. Wie kommen wir nun an diese guten Darmkeime, die DCA bilden, wieder heran? Oft wurden sie ja durch vielleicht dringend notwendige Antibiotikatherapie oder falsche Lebensweise aus unserem Darm verdrängt.

Die Antwort lautet:

1. Gesundung des Terrains in unserem Darm durch eine Mayr-Kur, „damit das Beet bereit ist, um die Saat aufzunehmen"

2. Verzehr eines bestimmten Quantums an Lebensmitteln aus biologischer Landwirtschaft ohne Bestrahlung oder Erhitzen. Im Naturdünger sind die meisten dieser lebenswichtigen „Symbionten" enthalten. Auch ein orientalischer Basar ist eine gute Quelle, um sich endlich wieder mit fehlenden guten Darmkeimen zu infizieren. Wie es dort zugeht, wissen Sie ja bestens. Chronische Krankheiten wie Rheuma, Krebs, Arterienverkalkung sind in überhygienisierten Ländern viel zahlreicher als in

der 3. Welt. Die Ursache dafür liegt teilweise im Mangel an diesen guten Darmkeimen begründet durch von klein auf sterile Lebensweise. Aber auch ein Austausch dieser Darmkeime von Mensch zu Mensch ist möglich – durch die Liebe [64]. Je mehr wir uns abschotten, zurückziehen, unser Leben sterilisieren, um so kränker und anfälliger werden wir.

Dieses Thema haben wir so ausführlich herausgehoben, weil es der Schlüssel zu vielen modernen Erkrankungen ist. Jahre- und jahrzehntelang entstandene Störungen wirklich auszuheilen, erfordert schon *mehrmonatige konsequente Bemühungen* von Patient und Arzt!

Nachdem Sie, falls nötig, mit dieser Therapie wie Phönix aus der Asche auferstanden sind, wollen wir im letzten Kapitel Klarheit in den Dschungel der Ernährungslehren bringen.

Wichtig ist, das Komplizierte auf einen einfachen Nenner zu bringen. Dies wollen wir jetzt gemeinsam versuchen.

6 Die „richtige" Ernährung nach der F. X. Mayr-Kur!

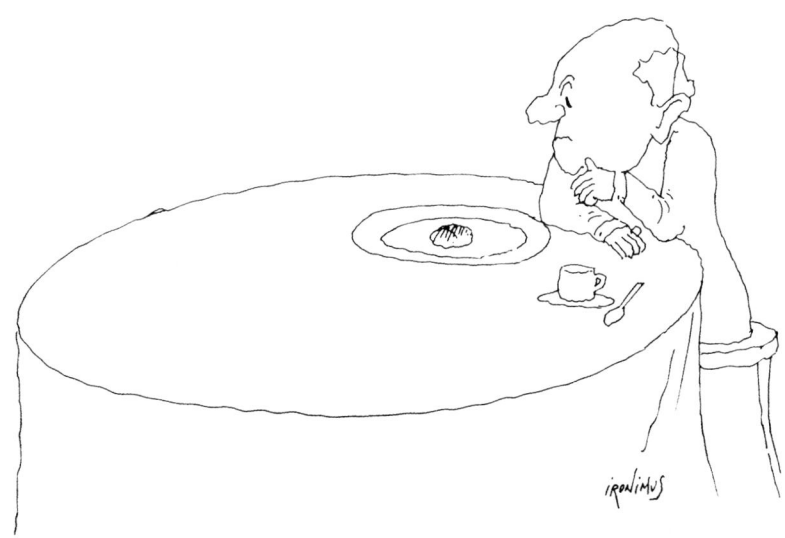

    Die Ernährung während der Mayr-Kur und in den anschließenden 4–8 Wochen ist mit Sicherheit nicht die „richtige" Dauerernährung. Durch Fasten oder eine der erwähnten Schonkostformen während der Kur passen sich Darm und sämtliche Verdauungsorgane den Minimalanforderungen an. Bei einem verletzten Kniegelenk im Gipsverband über 4 Wochen kommt es neben den gewünschten Heilungsvorgängen auch zu einem Nachlassen der Muskelkraft durch die fehlende Belastung. Genauso entwöhnt sich unser „Kurdarm" „normaler" schwer verdaulicher Kost. Jede plötzliche Zufuhr solcher Kost nach der Kur würde den Darm überfordern. Im übertragenen Sinne würden die gleichen Folgen eintreten wie bei einem alpinen Skirennen sofort nach Abnahme des Gipsverbandes.

Aber nicht nur die Gefahr schwerer gesundheitlicher Komplikationen erfordert einen langsamen und folgerichtigen Kostaufbau nach der F. X. Mayr-Kur. Auch eine nüchterne Aufwand-Nutzen-Analyse spricht dafür. Wieviel psychische Kraft für den Kureinstieg, wertvolle Zeit und nicht zuletzt Geld haben Sie in Ihre Kur investiert! Sie möchten eine maximale gesundheitliche Rendite erzielen! Genau dies ist möglich mit einer längeren Kurausleitungsphase.

In dieser Zeit freuen Sie sich über jedes neue Nahrungsmittel, welches Sie essen dürfen, über jede Mengensteigerung. Sie freuen sich über Kleinigkeiten und empfinden Genuß an Dingen, die Sie vorher achtlos in sich hineingestopft haben. In diesen Wochen nach der eigentlichen Kur essen Sie 2–3mal täglich, sind voll arbeitsfähig und trotzdem laufen die Heilungsvorgänge in Ihrem Darm und Ihrem Organismus weiter ab. Sie können sich Ihre Heilungsvorgänge wie eine Kugel beim Kegeln vorstellen. Mit großem Kraftaufwand einmal angestoßen (= Anfangsphase der Mayr-Kur) rollt sie lange weiter (= Heilungsvorgänge nach der Kur), wenn sie nicht abrupt abgebremst wird (= üppiges Mahl an der ersten Autobahnraststätte mit Rohkostsalat, Pommes frites, Fleisch, Dessert und Bier). Solch ein Exzeß nach der Kur kann Sie krankenhausreif machen!

Fasten kann jeder Narr – Fastenbrechen nur der Weise!

sagte schon George Bernard Shaw.

Wir möchten, daß Sie zu den „Weisen" gehören!

Deshalb beachten Sie bitte in Ihrem eigenen Interesse die im Anhang, Punkt 15 dieses Buches dargestellten Richtlinien für die Kurausleitung. Diese notwendige Übergangsphase der ballaststoffarmen, reizstofffreien Schondiät (Milde Ableitungsdiät nach Rauch/Mayr [48]) entspricht nach unserem Beispiel dem Aufbautraining des Skifahrers nach Gipsabnahme. Genau wie der Skifahrer möchten und sollen Sie sich nun wieder voll belasten.

Diese Schondiät ist zwar vorübergehend notwendig, enthält aber zuwenig Vital- und Nährstoffe auf Dauer.

Wie soll nun Ihre Dauerkost beschaffen sein?

Bezugnehmend auf die Überschrift des Kapitels kann man sagen:

● *Es gibt keine „richtige" Ernährung für jedermann.*
● *Die „richtige" Ernährung muß individuell verschieden sein.*

Sie hängt ab:

– von dem Gesundheitszustand und von der Verdauungskraft des Darmes der konkreten Person (Überwiegen von Fäulnis oder Gärung im Darm, Darmpilzbefall).
– von gesundheitlichen Problemen des übrigen Organismus (Zuckerkrankheit, Übergewicht, Gicht, Nahrungsmittelallergien, koronare Herzkrankheit usw.).
– von der körperlichen Belastung („was der Schmied verträgt, das zerreißt den Schneider").
– von religiös-traditionellen und moralisch-ethischen Gesichtspunkten (z. B. Fleischverzehr).

Es gibt eine Vielzahl von Ernährungsdoktrinen. Viele dieser „Gurus", die eine spezielle Ernährungsweise kreiert haben, verfallen in den Fehler der Verabsolutierung. Ohne eine pauschale Wertung vornehmen zu wollen, wird in einer Übersicht im Anhang auf Vorzüge und Nachteile eingegangen (siehe Anhang, Punkt 11).

Einige allgemeingültige Grundpositionen können wir jedoch festhalten:

6.1 Es ist wichtiger *wie* man ißt, als *was* man ißt,

wobei noch einmal die individuelle Gestaltung der Ernährung nach der Verträglichkeit hervorgehoben wird

– Wie uns das Beispiel mit dem Ofen im ersten Kapitel zeigt, kommt es auf den momentanen Zustand unseres Darmes (= Ofen) an, was er mit der zugeführten Nahrung (= Brennholz) macht.
– Das Ideal wäre eine vollwertige Kost unter Vermeidung der fünf Kardinalfehler nach Mayr (vgl. S. 24).

6.2 Der Anteil an naturbelassener Kost muß sich nach der individuellen Verträglichkeit richten

„naturbelassen" heißt:
– Nicht erhitzt, homogenisiert, bestrahlt, mechanisch stark bearbeitet, usw.;
dabei ist besonders zu achten auf:
– Ausschaltung von Infektionsgefahr (z. B. rohe Eier, unpasteurisierte Milch nur, wenn Bezug direkt vom Bauernhof. Das Risiko liegt beim Verzehrer selbst. Besser Verzicht auf rohes Gemüse in den Tropen wegen Amöbenruhr und Wurmbefall).
– Vermeidung von Gärung (Rohkost neigt bei falschem Verzehr – zu viel gemischt, zu reichlich, zu spät, nach der Hauptmahlzeit, zusammen mit Honig oder anderen Süßigkeiten genossen – zur Gärung (Kriterien unter Punkt 6.18 erläutert).

6.3 Mischen Sie in einer Mahlzeit so wenig wie möglich verschiedene Nahrungsmittel

(möglichst nicht mehr als 4–6 Nahrungsmittel). Essen Sie lieber etwas mehr von einer Sorte als von vielen Dingen ein wenig.
• Besonders wichtig ist für viele die Trennung von Kohlenhydraten und Eiweiß. Beides sollte, wenn möglich, entsprechend der Hay'schen Trennkost nicht gemeinsam in einer Mahlzeit verzehrt werden (siehe Anhang, Punkt 11 und 13, sowie die Nahrungsmitteltabellen unter Punkt 13). Gemüse und Salate sowie Fett passen sowohl zu Eiweiß als auch zu Kohlenhydraten. Diese Trennung von Fleisch und Kartoffel, Brot und Wurst oder Käse, Reis und Geflügel ist für Sie sicher besonders schmerzhaft. Unsere gesamte traditionelle Küche beruht doch auf dem gegenteiligen Prinzip, eben der Kombination von Brot, Kartoffel, Reis, Teigwaren einerseits mit Fleisch, Fisch, Ei, Käse andererseits. Um so beeindruckender wird für Sie Ihr Wohlbefinden sein nach einer solchen Trennmahlzeit. Das wichtigste für Sie ist jedoch:

Mit dieser Kostform sind Sie jederzeit „gesellschaftsfähig". Sie fallen beim abendlichen Empfang nicht unangenehm auf, wenn Sie entweder auf Fleisch oder Kartoffelbeilage verzichten. Trotzdem tun Sie Ihrem Darm einen riesengroßen Gefallen!

● Mischen Sie nicht verschiedene Fette (z.B. Öl im Salat, Sahne im Dessert).
● Mischen Sie nicht verschiedene Eiweiße (z.B. Milchprodukte, Fleisch, Fisch, Ei), aber auch nicht Milchprodukte von verschiedenen Tieren (z.B. Schafskäse als Beilage, wenn Kuhmilch als Joghurt oder Sahne im Dessert erscheint).
● Mischen Sie nicht Obst und Rohkostsalat in einer Mahlzeit (Gärung).
● Mischen Sie nicht verschiedene Kohlenhydrate in einer Mahlzeit (z.B. Brot und Reis oder Kartoffeln).
● Eine einfache Kost ist somit günstiger als die „Nouvelle Cuisine".

6.4 Ernähren Sie sich abwechslungsreich, aber nicht innerhalb einer Mahlzeit

Setzen Sie Schwerpunkte!

Ihr Müsli muß nicht jeden Tag dieselbe Zusammensetzung haben (oft besteht es aus 4 Sorten Getreide, mehreren Sorten Obst, verschiedenen Sorten Nüssen, Milch, Honig...). Das sind schon 12–15 Nahrungsmittel in einer Mahlzeit! Desserts sind eigentlich immer nachteilig. Wenn schon ein „Gusto" auf Dessert besteht, dann einmalig in größerer Menge als Hauptmahlzeit.

Besonders für Nahrungsmittelallergiker ist es günstig, wenn Sie die Prinzipien der Eliminations- und Rotationsdiät, wie sie im Kapitel 5 beschrieben wurden, ein klein wenig in Ihrer Normalernährung berücksichtigen.

Wenn Sie schon einmal das Glück haben, in einer Mahlzeit einen oder mehrere der Hauptübeltäter (Weizen, Ei oder Kuhmilch) nicht gegessen zu haben, so bleiben Sie möglichst willensstark! Rauben Sie Ihrem Körper diese Erholungsphase nicht durch ein leichtfertiges Kosten einer noch so kleinen Menge dieser Stoffe (z. B. ein Weizengebäck mit Milch und Ei, ein Stück Vollmilchschokolade usw.). Es ist besser, einmal eine größere Menge dieser allergenen Nahrungsmittel zu essen, als mehrmals täglich kleine Dosen.

6.5 Versuchen Sie, mit zwei bis drei Mahlzeiten pro Tag auszukommen

Die Abstände sollten, je nach Verweildauer der Nahrung im Magen, 5–6 Stunden betragen. Mehrere kleine Mahlzeiten benötigen nur Zuckerkranke sowie manche verdauungsschwache Menschen. Wenn Sie lieber mehrere kleine Mahlzeiten als 2–3 normale Mahlzeiten einnehmen möchten, dann liegt die Betonung auf *klein*. Der Magen sollte vor der nächsten Mahlzeit vollständig entleert sein. Das ist bei 5 Mahlzeiten/Tag nur dann der Fall, wenn diese wirklich *klein* und *richtig zusammengesetzt* (siehe Anhang, Punkt 13) sind.

Die Hauptmahlzeit sollte mittags sein und das Abendessen möglichst klein gehalten werden.

6.6 Alkohol ist ein Genußmittel, aber ...

Die meisten Menschen können – abgesehen vom Genuß! – gänzlich ohne Alkohol leben.

Wenn jedoch Fettstoffwechselstörungen mit Gefahr des Herzinfarktes bestehen, ist ein Gläschen trockener Rotwein als *„eingefangene Sonne"* Medizin. Dieses verlangsamt die Arterienverkalkung. Die Wirkung des roten Traubenfarbstoffes als „Radikalenfänger" unterstützt unser antioxidatives Potential. Er schützt wie ein „Rostschutzmittel" gegen den Verschleiß unserer Blutgefäße (siehe auch 6.14).

Das trifft, wie gesagt, nur für Fettstoffwechselpatienten – in erster Linie Männer, Frauen erst nach dem Klimakterium – zu.

Dieses Glas sollte (wenn überhaupt) als Aperitif *vor* dem Essen genossen werden, um die Verdauung anzuregen. Bei einer Eiweißmahlzeit kann es auch danach getrunken werden, da hierbei nicht die Gefahr der Gärung besteht. Eine große Alkoholmenge steigert nur die momentane Stimmung, nicht jedoch den gesundheitlichen Wert.

6.7 Kaffee und Tee sind auch Genußmittel, aber ...

Wegen der Röststoffe und der Kaffeesäure im Kaffee ist Tee das kleinere Übel. Wenn schon Kaffee unverzichtbar ist, sollte koffeinhaltiger getrunken werden, falls Fettstoffwechselstörungen bestehen.

Eine Ausnahme sind Herzpatienten, die auf Koffein Herzrhythmusstörungen bekommen. Koffeinfreier Kaffee verschlechtert die Blutfette, warum ist noch unklar. Empfehlenswert ist grüner Tee, z. B. Tenka-Ichi-Tee aus Japan. Er wirkt genauso wie bei 6.6 über den roten Traubenfarbstoff berichtet gegen Arterienverkalkung.

6.8 Auch im normalen Leben nach der Mayr-Kur sollte reichlich getrunken werden (1–2 l/Tag und mehr bei Sportlern)

Eine wirkliche Entgiftungsfunktion haben vor allem reines Wasser und bestimmte Kräutertees. Alle anderen Getränke erfüllen dieses Ziel nicht. Zu empfehlen sind kohlensäurefreie, mineralstoffarme, pH-neutrale Quellwässer (z. B. „Volvic" und „Evian" aus Frankreich sowie „Königsteiner Haderheck Quelle"). Die anorganischen Mineralstoffe in Mineralwässern sind biologisch nicht verwertbar, deshalb überflüssig. Außerdem sind in der Molekularstruktur des Wassers Schwingungen aus dem Erdreich gespeichert, die ähnlich wie Homöopathie aktivierend wirken. Die Kohlensäure in Mineralwässern stört die Dünndarmtätigkeit [38].

Man sollte bis maximal $^1/_4$ h vor den Mahlzeiten und frühestens $1^1/_2$ h danach wieder trinken. Trinken während der Mahlzeiten verdünnt die Verdauungssäfte und verschlechtert damit die Verdauung. Wer etwas Geschmack wünscht, kann auch gespritzten Wein oder Apfelsaft (mit viel Wasser) einbeziehen. Konservierte Säfte, insbesondere Nektar mit seinem hohen Zuckergehalt, sind sehr ungünstig.

6.9 Kochsalz sollte weitgehend gemieden werden

Meeressalz und Steinsalz sind wegen vieler Spurenelemente dem raffinierten Speisesalz vorzuziehen.

Nun kommt leider wieder ein schwerer Schlag gegen Grundfesten Ihrer bisherigen Ernährung.

6.10 Essen Sie wenig tierisches Eiweiß

Dazu zählen Fleisch, Fisch, Ei, Milchprodukte – Butter ist erlaubt.

Wie bereits besprochen, gibt es doch Eiweißspeicher in den Wänden der kleinsten Blutgefäße und im Bindegewebe. Die bisherige Lehrmeinung, daß ein Durchschnittsmensch 50–70 g Eiweiß pro Tag benötigt, ist falsch. In Wirklichkeit essen wir oft 70–100 g Eiweiß pro Tag. Es reichen 20–25 g täglich. Diese Menge ist durch rein pflanzliche Kost zu decken. *Jedes Mehr nützt nicht mehr, sondern belastet den Organismus.*

Kraft bekommt man nicht vom Fleischessen. Das zeigen uns z. B. unsere nächsten Verwandten, die Gorillas sehr deutlich. Sie sind nur dreimal so groß wie ein Mensch, aber 30mal stärker. Und Sie ernähren sich vor allem von Früchten und anderen Pflanzen!

Alle starken Tiere sind Pflanzenfresser, wie z. B. die Elefanten. Und selbst fleischfressende Tiere bevorzugen pflanzenfres-

148

sende Tiere als Opfer. Die pflanzliche Kost ist also die Quelle des Eiweißes, des Grundbausteins des Lebens. Kohlenhydrate sind der Treibstoff unseres Motors, Eiweiß nur die Ersatzteile. Eiweiß produziert keine Energie, es verbraucht sie. Deshalb wird man auch schlank *und krank* durch Eiweißmast-Kuren, wie z. B. die Atkins- und Hollywood-Diät (siehe Anhang, Punkt 11). Das beste Beispiel zeigt uns wieder das Tierreich:

Ein Löwe, der ausschließlich Fleisch frißt, schläft 20 Stunden am Tag. Ein Orang-Utan, der sich ausschließlich von Pflanzenkost ernährt, schläft 6 Stunden.

Es gibt also keine physiologische Notwendigkeit zum Verzehr von tierischem Eiweiß – auch nicht Vitamin B12-Mangel, das können wir im Darm selbst bilden. Lediglich Ihr Geschmack, Ihre Freude am Verzehr tierischen Eiweißes rechtfertigt diese Kost.

Zur Vermeidung der im zweiten Kapitel aufgezeigten Folgen einer Eiweißmast sollten Sie:

– *Maximal 3mal wöchentlich etwas mehr vom tierischen Eiweiß essen*

Wem dies aus irgendwelchen Gründen nicht möglich ist, der sollte wenigstens einmal im Jahr z. B. im Urlaub oder anläßlich einer Kur rein vegetarisch leben.

6.11 *Nun werden Sie fragen:* Wie ist es mit den Milchprodukten, die doch so wichtig gegen Osteoporose, den Knochenschwund sind?

Dieses Problem ist nur verständlich, wenn wir den schon erwähnten Säure-Basen-Haushalt berücksichtigen. Durch unsere Ernährungsgewohnheiten sind wir fast alle im Zustand der Stoffwechselübersäuerung. Wenn Sie die Tabelle im Anhang, Punkt 12 über saure und basische Nahrungsmittel lesen, wird Ihnen klar, daß wir alle kaum das Ziel: 80 % basische zu 20 % saure Nahrungsmittel erreichen. Führen Sie eine regelmäßige

Messung Ihres morgendlichen Urin-pH-Wertes (nur dieser ist aussagefähig, da es rhythmische Schwankungen im Tagesverlauf gibt) mittels Urin-pH-Meßstreifen (pH 5–10) durch.

Bei durchschnittlicher Zivilisationskost können nicht alle Menschen einen optimalen Wert von über 6,0 auf der Farbskala ablesen. Die meisten liegen weit unter 6,0, also weit im sauren Bereich. Ihr Körper muß bei dieser Ausgangslage zur Abpufferung der *sauren* Milchprodukte mehr basische Stoffe aufwenden, als darin enthalten sind. Er ist sogar gezwungen, Kalk aus ihren Knochen zu mobilisieren, um die eigentlich als Kalziumlieferanten verzehrten Milchprodukte zu neutralisieren!

Bei saurer Stoffwechsellage raubt Ihnen der Quark also weiter Kalzium!

Hier kann nur eine grundlegende Umstellung Ihres Stoffwechsels durch Beachtung des Säure- und Basengehaltes der Nahrungsmittel weiterhelfen. Erst sollten Sie Ihren Stoffwechsel neutral halten durch ausreichende Zufuhr basischer Nahrung (siehe Tabelle Anhang, Punkt 12) und dies muß sich auch durch einen morgendlichen Urin-pH-Wert von über 6,0 dokumentieren. Dann erst können Sie das Kalzium aus Milchprodukten für den Knochenaufbau verwerten! Noch besser ist es, wenn Sie mindestens 1/2 Stunde vor dem Frühstück oder Mittagessen eine **kleine** Menge **frisch** gepreßten Gemüsesaft in **kleinen** Schlucken **langsam** trinken (etwa 1/4 Liter). Verwenden Sie dabei überwiegend Wurzelgemüse (Karotten, Stangensellerie ...) [68]. Blattgemüse enthalten zuviel Zitronensäure, welche nach Pirlet [38] als Kalziumschlepper die Arterienverkalkung fördert. Aus diesem Grunde sind auch Obstsäfte, insbesondere Zitrussäfte abzulehnen. Wenn sie keine Kohlenhydrate zu diesem Saft essen, kann auch **keine** Gärung eintreten.

Aber seien wir ehrlich: *Nicht jedem von uns ist es in die Wiege gelegt, so konsequent in der Ernährung zu sein.*

Wenn Sie es mit Ernährungsgestaltung allein nicht schaffen, Ihren morgendlichen Urin-pH-Wert auf 6,0–7,0 anzuheben, so muß das kleinere Übel gewählt werden. Dieses heißt „Basenpulver". Die tägliche Einnahme eines oder mehrerer Teelöffel eines solchen Basengemisches (siehe Präparateliste im Anhang, Punkt 12) ist auch ein Eingriff in den Stoffwechsel und darf nicht unkontrolliert erfolgen. Man sollte prinzipiell mit der geringsten Menge auskommen. Der Fortbestand der im Kapitel 2 aufgeführten Folgen einer Stoffwechselübersäuerung wäre **verhängnisvoller** als das auch nicht optimale Basenpulver.

In diesem Sinne sind auch Untersuchungsergebnisse aus den USA betreffs Osteoporoseverschlimmerung durch Fastenkuren oder Steigerung des Herz-Kreislauf-Risikos durch sogenannte Crash-Diäten zu interpretieren. Die erwähnten Kostformen, teilweise cholesterol-eiweißreich, mit Sicherheit aber nicht mit Ausgleich der vorbestehenden und durch Fastenstoffwechsel verschärften Stoffwechselübersäuerung, können dann gegenteilige Wirkungen entfalten. Es kommt beim Fasten wie bei jeder Intensivdiätetik aufs Detail an.

Mahatma Gandhi hat die Basentherapie aus alten Vorschriften des Ayurveda, der antiken Wurzel der indischen Medizin, übernommen. Er hat die Engländer mit seinen damals unglaublichen Fastenresultaten geschockt. Heute ist eine strenge Reduktionskost ohne Kontrolle des Säure-Basen-Haushaltes, das heißt ohne Gabe von Basenpulver, als Kunstfehler anzusehen.

6.12 Wie sollte die Nahrung über den Tag verteilt werden?

Rohes Obst sollte vorwiegend vormittags gegessen werden. Wenn Sie morgens eine Sorte rohes Obst 20–30 Minuten vor dem Frühstück auf nüchternen Magen essen, verläßt es diesen bis zum Frühstück, so daß keine Gärungsprobleme entstehen.

Rohkostsalat, auch wieder möglichst nur eine Sorte, sollte vor dem Mittagessen verzehrt werden. Mittags ist es nicht erforderlich, zwischen Rohkostsalat und Hauptmahlzeit eine Pause einzulegen. Die rasche Magenpassage von Rohkost binnen 20–30 Minuten erfolgt nur bei völlig leerem Magen. Das ist nur morgens der Fall. Außerdem ist der Salat richtigerweise meist mit Öl angerichtet. Dadurch verweilt er aber etwas länger im Magen.

Obst und Rohkostsalat sollten **nicht** in einer Mahlzeit gemischt werden wegen der sonst erfolgenden Gärung. Nach 16 Uhr sollte kein rohes Obst oder rohes Gemüse verzehrt werden, da die Verdauungskraft gegen Abend nachläßt. Aus diesem Grunde sollten Sie das Abendessen möglichst leicht gestalten und vor 18 Uhr einnehmen. Wer abends länger tätig ist und normalerweise erst zwischen 20–22 Uhr ißt, sollte doch prüfen, ob nicht eine Pause gegen 18 Uhr zum Abendessen möglich ist.

Wie könnte nun ein solcher Essenszeitplan aussehen:
- *Aufstehen, $^1/_4$ bis $^1/_2$ l zimmerwarmes ungechlortes Wasser in kleinen Schlucken trinken,*
- *danach $^1/_2$ Stunde nichts essen oder trinken,*
- *dann eine Sorte Obst essen,*
- *nach 20–30 Minuten Frühstück.*

Darauf kann bei Zeitmangel zu Hause verzichtet werden und statt dessen kann es in einer späteren Frühstückspause eingenommen werden.

Nicht so günstig, aber ein möglicher Kompromiß, wäre:
Klassisches Frühstück zu Hause und Obst als Zwischenmahlzeit vormittags.
- *bis Mittag reichlich trinken ($^3/_4$ l gutes Wasser),*
- *5–6 Stunden nach dem Frühstück mittagessen, vorher Rohkostsalat,*
- *nachmittags $^1/_2$ l trinken,*
- *bis 18 Uhr ein leichtes Abendessen ohne Rohkost.*

Wenn dies erst später möglich ist, so essen Sie mindestens 3 Stunden vor dem Schlafengehen.

Die nötige Essensvielfalt sollte in der Abwechslung von Tag zu Tag, nicht innerhalb einer Mahlzeit zum Ausdruck kommen.

Nach all den Vorschriften und Einschränkungen nun ein kleines „Bonbon" für Sie:

6.13 Enzyme machen vieles möglich!

Enzyme sind winzige Werkzeuge im Stoffwechsel aller Lebewesen, die wie in einer Werkstatt oder Küche die Feinarbeiten verrichten: *Zerkleinern, zurechtschneiden, mischen, verbinden und kleben.*

Wenn sie aus der Nahrung in die Blutbahn gelangen, helfen sie:
- bei der Vernichtung von Krebszellen
- bei der Beseitigung von Abfallprodukten, die für viele chronische Krankheiten verantwortlich sind (Autoimmunerkrankungen, Rheumatismus)
- lösen Blutgerinnsel auf und verbessern die Fließfähigkeit des Blutes
- kurzum, sie bewirken eine *„Tiefenreinigung"* im Körper

Aber auch schon im Darm können sie ein segensreiches Werk vollbringen. Sie ermöglichen die rasche und optimale Verdauung von schweren Speisen.

Ein stark enzymhaltiges Obst, z. B. die Papaya, nimmt uns dann einen Teil der Verdauungsarbeit ab, so daß es nicht zur Fäulnis einer Fleisch- oder Fischmahlzeit kommt. Weitere enzymreiche Obstsorten sind frische rohe Ananas, Feigen und Mangos.

6.14 Die „Highlight's" der modernen Vorbeugemedizin

In vielen Regionen Mitteleuropas sind die Böden durch Intensivnutzung und sauren Regen an Mineralstoffen und Spurenelementen verarmt. Vor allem Magnesium, Kalium und Selen fehlen uns allen, möglicherweise auch Germanium. **Magnesium** schützt unter anderem vor Herzinfarkt, **Selen** und **Germanium** ebenfalls vor Arterienverkalkung und darüber hinaus vor Umweltgiften. **Selen** und die **Vitamine A, C und E** sind ein wichtiger Teil unseres „antioxidativen Potentials". Überall in unserem Körper gibt es viele hochaktive Stoffe, vergleichbar mit einem offenen Kaminfeuer im Wohnzimmer. Wenn nicht Steine einen Schutzwall darum bilden, brennt bald das ganze Zimmer. Die Schutzwirkung von Steinen und als Sicherheit eines daneben stehenden Wassereimers übernimmt in unseren Zellen dieses antioxidative Potential. Wenn wir also zuwenig Selen sowie Vitamin A, C und E haben, sind eine frühzeitige Arterienverkalkung und auch Krebsentstehung möglich. Die Schutzwirkung dieses „antioxidativen Potentials" gegen Herzinfarkt ist wahrscheinlich bedeutsamer als die Rolle des Cholesterins (siehe Anhang, Punkt 10).

Wir alle haben nicht das Glück, überwiegend Nahrung verzehren zu können, die auf vulkanischen Böden gewachsen ist (Sizilien, Griechische Inseln, Kanarische Inseln). Dort sind alle Mikronährstoffe ausreichend vorhanden. Deshalb sollten zumindest Risikopersonen (für Herzinfarkt und Schlaganfall) Magnesium und Selen zusätzlich einnehmen. Alle anderen Mineralstoffe und Vitamine sollten aus pflanzlicher Kost aufgenommen werden. Diese Mikronährstoffe sind aus pflanzlichen Quellen wesentlich wirksamer als in Tablettenform.

Bei bestimmten Ernährungsformen kann ein Zuviel des Guten schaden. Gemeint ist damit der Verzehr von Pflanzenfett (siehe folgenden Punkt 6.15). Einen gewissen Schutz bietet dabei das Vitamin E, welches bei erhöhtem Bedarf auch in medikamentöser Form hochkonzentriert zu empfehlen ist. Auch der Ozonstreß im Sommer und die schon erwähnten Schwermetallbelastungen lassen sich bei ausreichender Vitamin E- und Selen-Zufuhr besser ertragen. Bei diesen beiden Stoffen gilt nicht das Motto: „Ernährung so natürlich wie möglich", das heißt ohne Tabletten, sondern notfalls auch „medikamentöse Zufuhr so viel wie nötig" (Dosierungsempfehlung siehe Anhang, Punkt 10).

Ein neues Vitamin muß hier unbedingt erwähnt werden: **Coenzym Q 10.**

Dieser für die Energiegewinnung aller Zellen, vor allem aber des Herzens notwendige *„Zündfunke"* ist in all den Nahrungsmitteln enthalten, die Herzinfarktpatienten verboten werden: Fleisch, Eier und andere „Cholesterin-Bomben". Seit 30 Jahren bekannt und seit 20 Jahren mit großem Erfolg in Japan angewendet, muß „Q 10" auch in Mitteleuropa vielen alternden und infarktgefährdeten Menschen empfohlen werden [4]. Wegen des Problems der Eiweißmast, der Cholesterin-Zufuhr und der Hitzelabilität von Q 10 (rohes Fleisch und rohe Eier kann man heute aus hygienischen Gründen nicht mehr empfehlen) muß auf Apothekenpräparate zurückgegriffen werden.

6.15 Das leidige Problem: „Wir essen zu fett"

So pauschal kann man diesen Eckpfeiler vieler Ernährungsempfehlungen nicht akzeptieren. Wir essen nämlich auch zu viele Kohlenhydrate (Stärke, vor allem aber Zucker). Richtigerweise sollen die komplexen Kohlenhydrate einen größeren Anteil unserer Nahrung ausmachen. Das gilt aber nicht für das Millionenheer der Darmpilzkranken. Die Antipilzdiät soll ja zumindest vorübergehend extrem kohlenhydratarm sein (siehe Anhang, Punkt 6). Andererseits ernähren wir uns auch zu eiweißreich mit allen durch die tierische Eiweißmast bedingten Verschlackungsproblemen. Was bleibt da von den drei Hauptnährstoffen Eiweiß, Fett, Kohlenhydrate noch übrig?

Abgesehen von der prinzipiellen Notwendigkeit, die Nahrungsmenge insgesamt zu reduzieren, können wir Eiweiß und Kohlenhydrate nur reduzieren, indem wir einen entsprechend größeren Anteil Fett verzehren. Mit dieser pauschalen Aussage sind sicher viele Ernährungswissenschaftler nicht einverstanden. Deshalb wollen wir uns nun die Fette im Detail ansehen.

Es gibt tierische Fette, die überwiegend gesättigt sind, das heißt reaktionsträge. Diese enthalten Cholesterin und steigern das Blutcholesterin. Die Butter wird zu Unrecht verteufelt. Das meiste Cholesterin wird nicht mit Butter, sondern mit Fleisch- und Wurstwaren sowie Eigelb zugeführt. Es ist wichtig, diese letztgenannten Cholesterinquellen zu reduzieren. Gegen ein frisches Ei gelegentlich ist gar nichts einzuwenden. Der ständige unbewußte Verzehr von Ei in versteckter Form (aus küchentechnischen Gründen zum Binden, in Eierteigwaren und Gebäck), ist dagegen völlig überflüssig. Besonders nachteilig ist dabei, daß es sich oft um Trockeneipulver handelt. Das darin enthaltene „**alte**" Cholesterin ist chemisch verändert und geht besonders leicht in unsere Arterienwände hinein. Das gleiche gilt für lange gelagerten Hartkäse und Milchpulver.

Cholesterin ist also nicht gleich Cholesterin

Frische Butter, Sahne und gelegentlich ein Ei sind wertvoll. Fleisch- und Wurstwaren, vor allem Innereien und alte, industriell stark bearbeitete Milch- sowie Eiprodukte sind ungünstig.

Wenn wir schon Teigwaren essen, dann die original italienischen aus Hartweizengrieß und Wasser, ohne Ei!

Das gleiche gilt im übertragenen Sinne für Bier: *Original, unverfälscht, nach dem deutschen Reinheitsgebot gebraut!*

Nun zurück zum Fett!

Es gibt auch pflanzliche Fette, die gesättigt, also reaktionsträge sind, z. B. Kokosfett. In kleinen Mengen zum Backen und Braten ist es den ungesättigten Pflanzenölen sogar vorzuziehen. Die Begründung folgt etwas später. Die ganze frische Kokosnuß jedoch, mit ihren Vitaminen und Spurenelementen, ist in vernünftiger Menge eine wertvolle Nahrung, genau wie die Haselnuß, die auch hauptsächlich gesättigte Fette enthält. Sie verfügt aber über einen Stoff, der die Herzkranzgefäße erweitert! Solange ein pflanzliches Fett in der natürlichen Form **unraffiniert,** am besten als *Samen* und *Nüsse* verzehrt wird, ist es gesundheitlich wertvoll. Ganz anders sieht die Sache bei der Margarine aus. Sie wird überwiegend aus wertvollen pflanzlichen Ölen hergestellt. Aber stellen Sie sich bitte vor, was man mit dem goldgelben, flüssigen, duftenden Pflanzenöl in der Chemiefabrik anstellen muß, um daraus eine feste, weiße, streichfähige Paste zu machen. Die chemischen Details würden uns hier nur verwirren. Bis auf wenige Ausnahmen hochwertiger Diätmargarinen für schwerst fettstoffwechselkranke Patienten sind solche Kunstprodukte eher nachteilig. Wenn schon Streichfett aufs Brot soll, was eigentlich nicht nötig ist, dann bevorzugen Sie bitte gute Frischbutter. Je fetter um so besser! Sie ist leicht verdaulich, enthält das *Antikrebsvitamin A* und schmeckt auch gut.

Es gibt Hinweise, die zwar nicht bewiesen sind, daß bestimmte Darmerkrankungen auf der Basis von immunologischer Selbstzerstörung verstärkt mit dem Margarineverzehr auftreten. Die notwendigen ein- und mehrfach ungesättigten Fettsäuren aus Pflanzenölen sollten in ihrer ursprünglichen Form, der flüssigen Form als Öl verzehrt werden. Auch ohne Aufarbeitung als Streichfett finden sich genug Verwendungsmöglichkeiten:

- *Weizenkeimöl mit viel Vitamin E morgens ins Müsli,*
- *Oliven-, Sonnenblumen-, Distel-, Leinöl usw. mittags über den Rohkostsalat und auch anstelle einer Soße zum Hauptgericht (über die Kartoffeln, Spaghetti ...)*

Noch ein Wort zum Olivenöl. Bis vor kurzem wurde es von der Ernährungswissenschaft abgelehnt. Erst epidemiologische Studien bewiesen die segensreiche Wirkung von Olivenöl im Rahmen der „Mittelmeerküche" als Herzinfarktvorbeugung. Aber Olivenöl enthält überwiegend einfach ungesättigte Fettsäuren (die Ölsäure) und nicht die bis dahin als besonders wertvoll angesehenen mehrfach ungesättigten Fettsäuren, die in den anderen erwähnten Pflanzenölen enthalten sind.

Wie sind die zahlreichen Widersprüche nun auf einen kurzen Nenner zu bringen?

Es gilt derzeit allgemein als anerkannt, daß wir unsere Fettzufuhr zu je einem Viertel decken sollen aus:

- **Gesättigten Fettsäuren** (Butter, Kokosnuß und anteilig in anderen Nüssen, möglichst wenig aus Fleischprodukten)
- **Mehrfach ungesättigten Fettsäuren** (Linol- und Linolensäure in Sonnenblumen-, Distel-, Maiskeim-, Weizenkeim-, Sesamöl und anderen Ölsaaten und Nüssen enthalten)

die restlichen 50 % entfallen auf:
- **Einfach ungesättigte Fettsäuren** (die Ölsäure, in Olivenöl und steirischem Kürbiskernöl zu etwa 70 % enthalten.)

Diese mehrfach ungesättigten Fettsäuren sind aber sehr reaktionsfreudig. Sie haben die Neigung „freie Radikale" zu bilden. Dies ist vergleichbar dem schon erwähnten Kaminfeuer. Wenn nicht genug Vitamin E vorhanden ist (entspricht dem Kamin), dann greift dieses Feuer die umgebenden Gewebe an. Wenn jemand besonders gesundheitsbewußt sich fast ausschließlich von solchen Pflanzenölen (Sonnenblumen-, Distel-, Leinöl usw.) ernährt, hat er einen relativen Vitamin-E-Mangel. Wenn dieser Mensch nicht zusätzlich Vitamin E in großen Mengen einnimmt in Form von Tabletten oder Weizenkeimöl, dann verbrennt ihn dieses Feuer von innen.

Medizinisch ausgedrückt bedeutet dies eine frühzeitige Alterung aller Gewebe, Arterienverkalkung und Folgekrankheiten. Die Ursache liegt darin, daß diese Öle ja auch raffinierte Konzentrate sind und nicht soviel natürliches Vitamin E enthalten, wie zu ihrer normalen Verstoffwechselung nötig ist.

Außerdem darf man diese wertvollen Öle nicht erhitzen, weil sonst der gleiche Effekt eintreten kann. Aus Schaden wird man klug! Alle diese Fehler habe ich selbst hinter mir! Da Leinöl eine 3fach ungesättigte Fettsäure, die Linolensäure, besitzt, reagiert es besonders schnell mit Luftsauerstoff und bekommt einen bitteren Geschmack. Leinöl soll man nur sehr frisch (nicht älter als 6 Wochen) verzehren! Im übrigen ist es ohnehin teilweise entbehrlich, da das Folgeprodukt im Stoffwechsel, die sehr wertvolle 5fach ungesättigte **Omega-3-Fettsäure EPA** (Eicosapentaensäure) vom Menschen kaum selbst hergestellt werden kann. Diese muß in Form von Fischöl als Endprodukt verzehrt werden. Die Vorstufe im Leinöl können wir kaum verwerten. Dazu aber später mehr.

Aus den hier aufgezeigten Gründen ist es nicht sinnvoll, mehr als ein Viertel der Fettmenge aus solchen mehrfach ungesättigten Fettsäuren aufzunehmen. Da ist es besser, die Hälfte einfach ungesättigte Fette, z. B. das Olivenöl, zu nehmen. Das ist nicht so wertvoll, aber auch nicht so gefährlich wie Sonnenblumenöl etc.. Das Olivenöl kann man auch, wenn nötig, zum Braten verwenden. Wer schon einmal im Mittelmeerraum hausgemachtes, kaltgepreßtes, unraffiniertes Olivenöl „Extra Vergine" geschenkt bekam, weiß diesen Genuß zu schätzen. Darüber hinaus sind gewisse positive Wirkungen auf die Blutfließfähigkeit noch gar nicht ausreichend untersucht. Möglicherweise unterdrückt Olivenöl auch die so gefährlichen Darmpilze!

Natürlich ist Olivenöl sehr nahrhaft und fördert nicht gerade eine Abmagerung. Wir sehen an diesem Beispiel:

Kalorienarme Ernährung und Schlanksein ist noch lange nicht gleichbedeutend mit Gesundheit. Es spielen weit mehr Faktoren als ein Optimalgewicht, betreffs der Langlebigkeit, eine Rolle.

W. Churchills Ausspruch: „No sports!" und sein erreichtes Lebensalter deuten diese Komplexität der Einflußfaktoren an.

Verzeihen Sie mir bitte den Exkurs, aber noch einmal zurück zum Öl:

Beim Pflanzenöl ist das Beste, ist die teuerste Reformhausware gerade gut genug! Hände weg von gepanschten Billigölen, Sonderangeboten usw. **Qualität hat ihren Preis!** Das gilt ganz besonders fürs Öl.

Nicht raffiniert, kaltgepreßt, erste Pressung, Glasflasche, dunkel und kühl gelagert sind unverzichtbare Attribute. Der Kauf sollte möglichst im ersten Vierteljahr nach Herstellung erfolgen und der Verzehr sofort anschließend. Selbst innerhalb der Verfallsfrist von meist einem Jahr ist eine zunehmende Wertminderung zu verzeichnen. Nach dem Verfallsdatum sollten Öle zum Kaltverzehr nicht mehr verwendet werden. **Licht, Hitze, Alterung** erzeugen im Öl die erwähnten **„freien Radikale"** und machen aus einem *Lebenselixier* einen Gift-Trunk. Besonders kraß ist dies bei Frittierfetten. Wenn diese stundenlang erhitzt werden und die alten Ölreste an Folgetagen weiterverwendet werden, entstehen höchst aggressive Schadstoffe. Wer darin frittierte Pommes frites ißt, braucht sich des Gesundheitswertes dieser vegetarischen Mahlzeit mit Pflanzenöl nicht zu rühmen. Da ist es zehnmal besser, eine Schweinshaxe mit Sauerkraut zu essen! Trotz aller damit verbundenen Probleme!

Zum Abschluß des Themas Nahrungsfette noch einige Erläuterungen zum Fischöl. Eine dem Menschen nur beschränkt mögliche chemische Umwandlung der im Leinöl vorhandenen „Linolensäure" führt zur „Eicosapentaensäure" (Abkürzung: EPA) und „Docosahexaensäure" (Abkürzung: DHA). EPA und DHA bilden zusammen die gesundheitlich so wertvollen Omega-3-Fettsäuren. Diese können, wie gesagt, vom Menschen kaum selbst gebildet werden und müssen mit der Nahrung zugeführt werden.

Die einzige Nahrungsquelle dafür sind fette Kaltwassermeeresfische, vor allem Lachs, Makrele und Hering. Diese im eiskalten Wasser lebenden Fische haben diese Fette zu etwa 20 % in ihrem Körperfett gespeichert. Die Quelle dieser Fettsäuren in der Nahrungskette der Fische ist eine Alge im Polarmeer. Nur mittels dieses besonderen Fettes in allen Körper- und Blutzellen bleiben die Polarfische im eisigen Wasser beweglich und lebensfähig. Im Körper der Eskimos reichert sich dieses Fischöl ebenfalls an und

- *senkt den Cholesterin- und Neuralfettspiegel im Blut,*
- *steigert das gute HDL-Cholesterin,*
- *senkt den Blutdruck,*
- *senkt die Thromboseneigung,*
- *verbessert die Fließfähigkeit des Blutes,*
- *senkt die Gefahr von Herzrhythmusstörungen.*

Es wirkt somit gleichzeitig auf verschiedenen Wegen gegen die Arterienverkalkung. Aus diesem Grunde haben die Eskimos auch nur 8 % Herz-Kreislauf-Todesfälle, während wir 50 % haben.

Für Mitteleuropäer ist aber eine eintönige Kost bestehend aus großen Mengen fettem Fisch nicht zumutbar, zumal auch zuviel tierisches Eiweiß darin enthalten ist. Als Alternative bietet sich der Verzehr von Fischöl-Kapseln an, damit wir bis ins hohe Alter frei von degenerativen Herzerkrankungen bleiben, *„quicklebendig"*, wie ein Fisch im Wasser.

Zur Vorbeugung für jedermann empfiehlt sich **1 g** Omega-3-Fettsäuren pro Tag. Die Menge der erforderlichen Fischölkapseln ergibt sich aus der Konzentration, die deklariert ist. Bei schon bestehender koronarer Herzkrankheit oder familiärer Belastung durch Herzinfarkt sollten **2,5 g** pro Tag und bei Herz-Bypass-Patienten **5 g** und mehr pro Tag – lebenslang (!) eingenommen werden. Das gelegentliche Aufstoßen mit Fischgeschmack kann sicherlich toleriert werden, ebenso gelegentlich Nasenbluten oder längeres Nachbluten eines Schnittes beim Rasieren. Vorsichtig müssen lediglich Patienten mit ohnehin verzögerter Blutgerinnung sein (Einnahme von Marcumar, Acetylsalicylsäurepräparaten wie z.B. Aspirin und anderen Hemmstoffen der Blutplättchen). Diese sollten die Fischöleinnahme mit ihrem Arzt besprechen. Eine Kombination der genannten Medikamente ist für Herzinfarktpatienten mit hohem Rückfallrisiko bzw. Bypass-Operierte durchaus sinnvoll.

Das Risiko einer lebensgefährlichen Blutung steigt zwar dadurch auch, aber der Nutzen durch die Infarktprophylaxe gleicht dies mehr als aus.

Ihre individuelle Risiko-Nutzen-Abwägung in solchen Fällen muß aber immer Ihr Arzt vornehmen.

Als Faustregel sei zum Schluß noch einmal zusammengefaßt:
- $^1/_2$–1 Eßlöffel Weizenkeimöl mit erhöhtem Anteil Vitamin E (bzw. adäquate Menge Nüsse oder anderes Öl).
- 2 Eßlöffel bestes Olivenöl oder mehr (bzw. Kürbiskernöl).
- 30 g Butter (bzw. gesättigtes Fett aus Fleisch, Fisch, Ei).
- 1–5 g Fischöl (= 5–13 Kapseln je nach Präparat).

Dies ist eine grobe Faustregel für den täglichen Fettverzehr.

Wohl bekomm's – und erfreuen Sie sich lange bester Gesundheit!

Alles bisher Gesagte möchte ich jedoch dahingehend relativieren, daß es sich um eine Pauschalempfehlung für viele Patienten handelt. Wir alle kennen Beispiele, wo Gesundheitsapostel in mittleren Jahren vom Herzinfarkt dahingerafft werden. Diese negativen Vorzeigebeispiele sind dann wieder Wasser auf die Mühle jener, die mit Schweinefleisch, Cognac, Kaffee und Zigaretten glauben, 100 Jahre alt zu werden. Und tatsächlich, in Einzelfällen schaffen sie dieses Ziel sogar. Dies beweist aber noch lange nicht die Richtigkeit ihrer Lebensweise. Vielmehr spielen bei der Arterioskleroseentstehung noch andere, bisher kaum beachtete Faktoren eine Rolle, wie z.B.
- eine Störung des Gleichgewichtes im Blut zwischen dem Nebennierenrindenhormon „Cortisol" und der von den Darm-

bakterien veränderten Gallensäure „DCA" mit der Folge von Cholesterinerhöhung.

● ein Befall der Gefäßwände mit Herpesviren als Terrainbereiter für Cholesterin-Ablagerungen. Auch dabei soll ein „DCA-Mangel" eine Rolle spielen [64].

Damit schließt sich wieder der Kreis zur überragenden Rolle einer Darmsanierung auch zur Arteriosklerosevorbeugung, denn die DCA wird nur ausreichend von einer gesunden Darmflora in einem gesunden Darm gebildet.

6.16 Essen Sie so wenig Zucker wie möglich!

Der amerikanische Nobelpreisträger Linus Pauling [36] empfiehlt, den Zuckerverbrauch drastisch zu reduzieren, egal, ob es sich um raffinierten Weiß-Zucker oder Rohzucker, Fruchtzucker oder Honig handelt (Anhang 11.13). Neben Stoffwechselübersäuerung und Zuckerkrankheit (Diabetes) wird auch eine Cholesterinspiegelerhöhung dadurch hervorgerufen. Zucker ist somit schlimmer als Fleisch, Eier oder Butter.

Eine Reduktion auf die Hälfte des bisherigen Zuckerkonsums ist durch vier einfache Regeln möglich:

1. *Hände weg von der Zuckerdose beim Tee- oder Kaffeetrinken!*

2. *Verzicht auf gezuckerte Getreideflocken beim Frühstück (enthalten teilweise 50 % Zucker)!*

3. *Verzicht auf regelmäßige süße Nachspeisen!*

4. *Verzicht auf süße Getränke (1 kleine Flasche enthält 14–20 Gramm Zucker)!*

Der Geschmackssinn für „süß" sollte so geschult werden, daß Sie mit wesentlich geringeren Mengen auskommen. Ein teilweiser Ersatz des Zuckers (Saccharose) durch Traubenzucker (Glucose) ist als das kleinere Übel zumindest im Haushalt zu empfehlen. Traubenzucker ist zwar auch ein wertloses „leeres" Kohlenhydrat. Er hat aber den Vorteil, den Cholesterinspiegel nicht zu beeinflussen. Für Diabetiker entfällt leider diese Möglichkeit. Sie müssen mit dem cholesterinsteigernden Fruchtzucker (Fructose) oder dem Süßstoff Vorlieb nehmen, wenn sie nicht ganz auf diesen Geschmack verzichten können.

6.17 Die Bedeutung der Qualität unserer Nahrungsmittel!

Oft genug haben wir in diesem Buch betont, wie wichtig der „Ofen" – sprich unser Darm – ist, indem wir das „Holz" – sprich die Nahrung – verbrennen. Genauso wichtig ist es auch, **wie** wir essen, d. h. **wie** wir unseren Ofen beschicken. Wenn wir den Ofen überfüllen, zuwenig Frischluft hereinlassen, dann glimmt das Feuer nur, es entstehen reichlich unverbrannte Gase wie Kohlenmonoxid, die hochgiftig sind. Genauso geht es unserem Darm. Wenn wir aber einen wunderbaren Ofen haben und die Heiztechnik richtig beherrschen, dann entscheidet die Qualität des Holzes über die Heizkraft des Ofens. Wenn also unser Darm in Ordnung ist und unsere Verzehrgewohnheiten richtig sind *(nicht zu schnell, zu viel, zu oft, zu spät und zu schwer essen),* dann erst entscheidet die Qualität der Nahrungsmittel über unsere Vitalität.

Unsere Nahrungsmittel sollen uns Lebenskraft geben, nicht nur nähren und Fettansatz ermöglichen. Beginnen wir mit der **Luft.** Ohne sie können wir nur wenige Minuten überleben. *Sie soll schadstoffarm und reich an negativ geladenen Sauerstoffionen sein.* Diese entstehen am Meer und im bewaldeten Hochgebirge. Die künstliche Zufuhr ist mit verschiedenen Sauerstofftherapien möglich. Intensive körperliche Belastungen im Freien, auch Gesundheitssport, sollte nicht bei Smog-Wetterlagen im Winter oder Ozon-Belastung von 12–18 Uhr im Sommer erfolgen. Diese Frischluft würde in Ballungsgebieten mehr schaden als nützen.

Ähnliches gilt für unser **Wasser.** Reines Quellwasser, ungechlort, ohne Kohlensäure und mineralstoffarm ist unser einzig notwendiges Getränk. Ohne Trinken können wir nur wenige

Tage überleben. *Wasser bringt „Bioinformation", gespeichert in seiner Molekülstruktur, in unseren Körper.* Alle Industriegetränke wie Limonaden, Cola, Bier, Obstsäfte usw. sind dagegen vergleichsweise wertlos. Sie sind aber alle noch vielfach besser als schlechtes, gechlortes Leitungswasser. Mit der Einführung der Trinkwasserchlorierung in den USA in den 20er Jahren stieg dort die Thromboserate auf 500 %! Herzinfarkt und Schlaganfall sowie alle durch Arterienverkalkung hervorgerufenen Erkrankungen hängen aber wesentlich von der Thromboseneigung mit ab. Sie sind in der Zahl von 500 % noch nicht enthalten! Wenn ein Gesundheitsapostel lieber ein Glas gechlortes Leitungswasser anstelle von Bier, Cola oder Wein trinkt, dann hat er sich wahrscheinlich falsch entschieden. Die 2 l Trinkwasser täglich sollte man sich kaufen, wenn man nur gechlortes Trinkwasser hat. Die einzige Alternative ist ansonsten 12 Std. stehenlassen und gelegentliches Umrühren bzw. Abkochen des Leitungswasser (z. B. Tee anfertigen). Dadurch entweicht das Chlor.

Genauso effizient sind private Trinkwasseraufbereitungsanlagen im Haushalt, die nach dem Prinzip der „reversen Osmose" funktionieren. Aber die schon erwähnten Schwingungen aus dem Ursprungsgestein des Wassers sind nach Abkochen und elektrochemischer Filtration (Osmose) natürlich zerstört. Wenn dieses Wasser auch nicht so wertvoll ist, schadet es wenigstens nicht mehr.

Auch unsere **Nahrung** ist belastet mit Schwermetallen, Pestiziden und Antibiotika. Es ist auf jeden Fall richtig, die Nahrung gezielt nach der Herkunft auszuwählen.

Einige Beispiele sollen den prinzipiellen Gedankengang verdeutlichen:
● Wildlachs aus Alaska ist weniger belastet als Zuchtlachs aus dem Nordatlantik, z. B. aus Norwegen.
● Wildfleisch und Fleisch, Milch, Eier von Freilauftieren sind weniger belastet als von Mast-Tieren aus Massentierhaltung.
● Obst und Gemüse aus dem eigenen Garten sind meist besser als aus industriell geführten Landwirtschaftsbetrieben.
● Obst aus dem Inland ist Importen meist überlegen, da diese in unreifem Zustand gepflückt und oft intensiv chemisch be-

handelt werden, von radioaktiver Bestrahlung ganz zu schweigen.

Obst und Gemüse hat auch eine **jahreszeitabhängig rhythmisierende Wirkung** auf unseren Organismus. Wer sich im strengen nordischen Winter überwiegend von sommerlichen tropischen Früchten ernährt, die zu dieser Zeit nur auf der Südhalbkugel wachsen, verwirrt seinen Körper. Er verhindert das Einstimmen des Körpers auf Wärmeproduktion. Unser Biorhythmus orientiert sich an der Veränderung von Tageslicht, Außentemperatur und Nahrung im Jahresverlauf. Wenn diese Triggermechanismen gegensinnige Informationen liefern, entsteht eine Fehlanpassung unseres Körpers. Abgesehen von der Vermeidung schädigender Einflüsse durch unsere Nahrung, wollen wir natürlich möglichst vitalstoffreiche Nahrung zu uns nehmen. Deshalb ist es wichtig, auf gute Böden als Quelle vollwertiger Nahrung zu achten. Vollkornbrot aus ausgebeuteten und vom sauren Regen ausgewaschenen Böden ist wertloser, als Normalbrot in gesunder Umwelt unter südlicher Sonne. Hier gilt nochmals der Hinweis auf den großen Wert vulkanischer Böden.

Schon Hufeland sagte: *„Der größte Reichtum eines Volkes sind seine Böden."* Durch naturgemäße Düngung diesen zu erhalten ist die beste Investition. Völlig indiskutabel sind in diesem Zusammenhang Produktionsmethoden auf Nährlösungen unter künstlichem Licht, wie sie vor allem in Holland betrieben werden. Dabei fehlt die Kontamination der Nahrung mit für unseren Darm gesunden Bakterien aus dem Erdreich [64].

Wissen und gesunder Menschenverstand sind die besten Ratgeber beim gezielten Einkauf vollwertiger Nahrung.

6.18 Wie können Sie selbst einfach überprüfen, welche Ernährung die richtige für Sie ist?

Rein theoretisch begründete Ernährungsrichtlinien halten im praktischen Leben oft nicht, was sie versprechen. Einige der im

Anhang erklärten Ernährungsformen können bei richtiger Anwendung zumindest zeitweilig eine segensreiche Wirkung entfalten. Wenn sich nach einiger Zeit jedoch offenkundige gesundheitliche Störungen einstellen (Umkippeffekt nach etwa einem halben Jahr), sollte dies Anlaß zur Korrektur der Ernährungsweise sein. Lediglich auf Grund der Überzeugung einen offensichtlich falschen Weg weiterzugehen, kann verhängnisvolle Folgen haben. Nicht jeder hat das Glück wie Kolumbus, als er von seiner erregten Mannschaft schon an den Schiffsmast gefesselt war: Die Angst, bei weiterer Fahrt gen Westen von der „Erdscheibe" herunterzufallen, wurde im Wettlauf mit der Zeit vom Ruf „Land in Sicht" beseitigt.

Eine Menschengruppe hatte zu Beginn dieses Jahrhunderts einen Selbstversuch gemacht. In der Annahme, daß die Kokosnuß als wichtige Nahrung der Affen somit die einzige richtige Nahrung für den Menschen sei, hatten sie sich auf eine Südseeinsel zurückgezogen und ausschließlich davon ernährt. Diese selbsternannten „Kokovoren" sind an ihrer einseitigen Kost verstorben. Ein „Sünder" hat in dieser Sippe gefehlt. Ein „über die Stränge schlagen" mit Genuß anderer Früchte, Fischen usw. hätte ihn zum Ruf „Land in Sicht" veranlaßt.

An einzelne Paradebeispiele kerngesunder Menschen wenden wir uns als Mayr-Ärzte aber nicht. Wir wollen der übergroßen Mehrheit der Menschen mit vorgeschädigtem Darm, mit Darmpilzen, Schwermetallbelastungen oder beruflich bedingten Ernährungszwängen einen gangbaren Weg zu mehr Gesundheit weisen. Die meisten dieser Patienten würden sich mit extremen Kostformen wie Ikarus in zu großer Höhe die Flügel verbrennen.

Bezogen auf den Darm heißt das:
● *Zu schwer verdauliche Rohkost bzw. Vollwerternährung, zu stark gemischt, zu schnell, zu viel, zu oft und zu spät gegessen,*
führt nach gewisser Zeit zu Gärung im Darm mit
● *Blähungen,*
● *ungeformtem, breiigem Stuhlgang,*

● *klebrigem Stuhlgang mit starker Verschmutzung des Afters.*

Dies sind die Kriterien, an denen jeder Vollwertbeflissene selbst überprüfen kann, ob seine Kostform noch verträglich ist.

Das Gegenteil, „Fast-Food-Kost" bzw. ballaststoffarme, fett-eiweißreiche Zivilisationskost führt zu:

● *Verstopfung,*

● *fauligem Mundgeruch.*

Zusätzlich führt eine Untersuchung durch einen Mayr-Arzt, aber auch schon eine kritische Selbstkontrolle vor dem Spiegel nach den Kriterien der Diagnostik nach F. X. Mayr (siehe Kapitel 1) zur Einsicht, daß entweder mehr oder auch weniger Rohkost und Vollwertkost vonnöten sind.

Die „**richtige**" Ernährung ist also eine individuelle Gratwanderung, wo jeder seinen eigenen Weg finden muß. Ein Zuwenig an Rohkost bzw. Vollwertkost bedeutet wie bei einem Bergsteiger Sturz in die Nordwand mit Fäulnis im Darm. Ein Zuviel bedeutet Sturz in die Südwand mit Gärung im Darm. Welcher Sturz der bessere ist, ob Teufel oder Belzebub, sei dahingestellt. Das beste ist sicher die unvoreingenommene Analyse des momentanen Zustandes und Korrektur des persönlichen weiteren Weges anhand der einfachen Betrachtung der eigenen Ausscheidungen sowie des Befindens und der Leistungsfähigkeit. Allein das Ergebnis entscheidet, ob der Weg richtig war.

Bezüglich der Nahrungsmittelallergien, Darmpilze und des Vitamin- und Mineralstoffgehaltes Ihrer Nahrung gibt es ebenfalls einen einfachen Test:

● **Fühlen Sie sich nach dem Essen frisch, munter und leistungsfähig?**
Ja? Dann war das Essen gut für Sie.

● **Müssen Sie nach dem Essen gähnen, sich hinlegen?**
Dann war die Mahlzeit qualitativ, quantitativ oder zeitlich falsch für Sie.

Die Säure-Basen-Relation können Sie wie bereits besprochen mit Urin-pH-Meßstreifen als Summe des ganzen Tages am nächsten Morgen beurteilen.

Ob die Trinkmenge ausreicht, stellen Sie anhand Ihrer Urinmenge fest. Unabhängig von:

- klimatischen Bedingungen,
- erhöhtem Schweißverlust durch Arbeit und Sauna bzw.
- erhöhter Flüssigkeitsabatmung bei trockener kalter Luft oder Fieber,

sollten Sie mindestens 1 Liter hellgelben Urin pro Tag lassen. Wenn Sie dies nicht schaffen, war die Trinkmenge zu wenig.

● Hören Sie also nicht blindlings auf irgendwelche „Heilslehren" extremer einseitiger Art. Prüfen Sie deren Richtigkeit für Sie ganz persönlich am Ergebnis Ihrer Verdauungsvorgänge.

Steuern Sie mit diesem Kompaß Ihr Ernährungsschiff in den sicheren Hafen Gesundheit. Überzogene Forderungen an die Ernährungsumstellung richten oft mehr Schaden an als sie nutzen. Der gestreßte Adressat kapituliert und fällt voll ins alte Fahrwasser zurück. Der aufgezeichnete Weg der Ernährungsumstellung ist ein langfristiges Programm. Jeder Schritt in dieser Richtung, und sei er noch so klein, ist wertvoll und wird Sie zu weiterer Konsequenz motivieren. Die Lehren Franz Xaver Mayrs sollen Ihnen dabei Ansporn und Richtschnur sein.

Literatur

[1] Abele, J.: Propädeutik der Humoraltherapie. Karl F. Haug Verlag, Heidelberg 1992.

[2] –: Lehrbuch der Schröpfkopfbehandlung. 4., verb. Aufl., Karl F. Haug Verlag, Heidelberg 1992.

[3] Ames, B.: Journal of the Cancer Institute. Monografie 12, S. 125.

[4] Bliznakov, E./Hunt, G.: Herzwunder Q 10. Lebensbaum-Verlag, Bielefeld 1992.

[5] Burger, G. C.: Die Rohkosttherapie. Heyne-Verlag, München 1988.

[6] Calatin, A.: Zeitkrankheit Nahrungsmittelallergie. Heyne-Verlag, München 1988.

[7] Cousto, H.: Die Töne der kosmischen Oktave. Verlag Simon und Leutner, Berlin 1992.

[8] Dahlke, R.: Krankheit als Weg – Die Be-Deutung und Chance von Magen-Darm-Problemen. Vortrag beim 22. Kongreß der steirischen Akademie für Allgemeinmedizin 1991.

[9] Daunderer, M.: Umweltgifte; Amalgam, klinische Toxikologie, Bd. 13 Ecomed-Verlag, München-Landshut-Zürich 1989.

[10] Deetjen, P.: Die Wirkung der Gasteiner Thermalbadekur. Ärztevortrag 1993.

[11] Diamond, H./M.: Fit fürs Leben. Waldthausen-Verlag, Ritterhude 1991.

[12] Diamond, J.: Der Körper lügt nicht. Verlag für angewandte Kinesiologie, Freiburg 1983.

[13] Dosch, P.: Lehrbuch der Neuraltherapie nach Huneke. Karl F. Haug Verlag, Heidelberg 1989.

[14] Finck, H.: Freundliche Bakterien. Ehrenwirth-Verlag, München 1991.

[15] Gerz, W.: Ganzheitliche Therapiemöglichkeiten bei Schwermetallbelastungen am Beispiel Quecksilber/Amalgam (persönliche Mitteilung).

[16] Glenk, W./Neu, S.: Enzyme. Heyne-Verlag, München 1990.

[17] Juchheim, J.: Haaranalyse, Mineralstoffe und Ernährung. Karl F. Haug Verlag, Heidelberg 1991.

[18] Kern, B.: Allgemeine Bedeutung des Säure-Basen-Gleichgewichts. Sanum-Therapie-Seminar 1986.
–: persönliche Mitteilung 1990.

[19] Keyserling, A.: Krankheit in den verschiedenen Kulturen und Religionen. Vortrag beim 22. Kongreß der steirischen Akademie für Allgemeinmedizin 1991.

[20] Köhler, G.: Lehrbuch der Homöopathie. Hippokrates-Verlag, Stuttgart 1988.

[21] König, G./Wancura, J.: Neue chinesische Akupunktur. Maudrich-Verlag, Wien 1988.

[22] Ledwina, W.: Angewandte Bioklimatologie mit modernen naturnahen Heilmethoden. Karl F. Haug-Verlag, Heidelberg 1981.

[23] Lüscher, M.: Psychologische Wirkung von Farben auf den Menschen. Grafisches Forum, Zürich.

[24] Lutz, W.: Die Lutz-Diät. Ariston-Verlag, Genf 1986.

[25] Lützner, H.: Wie neugeboren durch Fasten. Verlag Gräfe und Unzer, München 1989.

[26] Mansfield, J.: Migräne-Therapie. Heyne-Verlag, München 1988.

[27] Markus, H./Fink, H.: Ich fühle mich krank und weiß nicht warum. Ehrenwirth-Verlag, München 1992.

[28] Marquardt, H.: Reflexzonenarbeit am Fuß. Karl F. Haug Verlag, Heidelberg 1987.

[29] Mastalier, O.: Reflextherapien in der Zahn-, Mund- und Kieferheilkunde. Quintessenz-Verlag, Berlin 1987.

[30] Mayr, F. X.: Fundamente zur Diagnostik der Verdauungskrankheiten. 1921. Turm-Verlag, Bietigheim 1974.

[31] –: Die Darmträgheit, 3. Aufl., Verlag Neues Leben, Bad Goisern 1953.

[32] –: Die verhängnisvollste Frage, Verlag Neues Leben, Bad Goisern 1951.

[33] –: Schönheit und Verdauung, Verlag Neues Leben, Bad Goisern 1954.

[34] Michel, P./Leitzmann, C.: Sinn und Unsinn von Reduktionsdiäten. Vortrag beim 22. Kongreß der steirischen Akademie für Allgemeinmedizin 1991.

[35] Müller, H. V.: Die Farbe als Mittel zur Simillimumfindung in der Homöopathie. Karl F. Haug Verlag, Heidelberg 1990.

[36] Pauling, L.: Das Vitamin-Programm. Goldmann-Verlag, München 1990.

[37] Perger, F.: Organdepots toxischer Schwermetalle. natura med 4 (1992), S. 284–292.

[38] Pirlet, K.: Vorträge bei der Jahrestagung der Mayr-Ärzte. Baden-Baden 1992 (sowie Lans 1994).

[39] Popp, F. A.: Elektromagnetische Wechselwirkungen im Tumor-Geschehen. Aus: Biologie des Lichts, Grundlagen der ultraschwachen Zellstrahlung. Parey-Verlag, Hamburg 1984.
–: Vortrag Bad Liebenzell 1992.

[40] Poschet, J./Juchheim, J.: Immundiät. BLV-Verlag, München 1991.

[41] –: Allergie / BLV-Verlag, München 1990.

[42] Randolph, G./Moss, W.: Allergien – Folge von Umweltbelastung und Ernährung. 4. Auflage, C. F. Müller-Verlag, Karlsruhe.

[43] Rauch, E.: Diagnostik nach F. X. Mayr. 8. Aufl., Karl F. Haug Verlag, Heidelberg 1993.

[44] –: Lehrbuch der Diagnostik und Therapie nach F. X. Mayr. Karl F. Haug-Verlag, Heidelberg 1994.

[45] –: Die F. X. Mayr-Kur ... und danach gesünder leben. Karl F. Haug Verlag, Heidelberg 1991.

[46] –: Blut- und Säftereinigung. 19. Aufl., Karl F. Haug Verlag, Heidelberg 1991.

[47] –: Die Darmreinigung nach Dr. med. F. X. Mayr. 39. Aufl., Karl F. Haug Verlag, Heidelberg 1992.

[48] –/Mayr, P.: Milde Ableitungs-Diät. 12., überarb. Aufl., Karl F. Haug Verlag, Heidelberg 1992.

[49] –/Kruletz, P.: Heilkräuterkuren. Karl F. Haug Verlag, Heidelberg 1985.

[50] Reckeweg, H. H.: Homotoxikologie. Aurelia-Verlag, Baden-Baden.

[51] Riemann, F.: Grundformen der Angst. Reinhardt-Verlag, München.

[52] Schmiedecker, K.: Zeichen der Gesundheit, Selbstverlag.

[53] Schöttl, W.: Der Säure-Basen-Haushalt und die Zahnheilkunde. Sanum-Post 7, 1989.

[54] Schrauzer, G. N.: Selen – neuere Entwicklungen zur Biologie, Biochemie und Medizin. Verlag für Medizin Dr. Ewald Fischer, Heidelberg 1983.
–: persönliche Mitteilung 1992.

[55] Schroth, R.: Die echte Schroth-Kur. Falken-Verlag, Niedernhausen 1991.

[56] –: Kranksein ist ungesund. Norka-Verlag, Klosterneuburg 1993.

[57] Schweitzer D.: persönliche Mitteilung 1992.

[58] Schweitzer, P.: persönliche Mitteilung 1992.

[59] Slow-Food Austria. Verein zur Förderung der Eßkultur, Wien.

[60] Thalmann, H.: Vortrag bei der medizinischen Woche, Baden-Baden 1992.

[61] Thie, J. F.: Gesund durch Berühren. Sphinx-Verlag, Basel 1987.

[62] Urban, M. und Mitarb.: Bestimmung der Strahlenbelastung der Bevölkerung durch Radon…/Kernforschungszentrum Karlsruhe, 3805, September 1985.

[63] Vasant Lad: Das Ayurweda Heilbuch. Windpferd-Verlag, Aitrang 1991.

[64] Vlcek, B.: DCA – Die Überlebensformel ist in unserem Körper. Edition Tomek im Verlag D. Fischer, Weingarten 1989.

[65] Voll, R.: Wechselbeziehungen von Odontonen und Tonsillen zu Organen, Störfeldern und Gewebssystemen. ML-Verlag, Uelzen 1977.

[66] Wachsmann, F.: Die Strahlengefahr – realistisch gesehen. Naturwissenschaften 76, 45–51 (1989).

[67] Walb, L. und I./Heintze, T. und M.: Original HAY'sche Trennkost. 43. Aufl., Karl F. Haug Verlag, Heidelberg 1991.

[68] Walker, N.: Frische Frucht- und Gemüsesäfte. Waldthausen-Verlag, Ritterhude 1993.

[69] Weiss, H.: Kranker Darm – kranker Körper. Karl F. Haug Verlag, Heidelberg 1988.

[70] Wendt, L.: Die Eiweißspeicherkrankheiten. 2. Aufl., Karl F. Haug Verlag, Heidelberg 1987.

[71] Werthmann, K.: Enterale Allergien. Karl F. Haug Verlag, Heidelberg 1986.

[72] Wirsching, W.: Biologische Amalgamtestung. Deutsche Zeitschrift für biologische Zahnmedizin 7, 1 (1991).

[73] Worlitschek, M.: Praxis des Säure-Basen-Haushalts. Karl F. Haug Verlag, Heidelberg 1991.

[74] Zebroff, K.: Yoga für Jedermann. Fischer-Verlag, Frankfurt a. M. 1987.

Anhang

1 Schematische Darstellung der Fußreflexzonen nach Marquardt [28]

(entnommen aus: Marquardt, H.: Reflexzonenarbeit am Fuß. 20. Aufl., Karl F. Haug Verlag, Heidelberg 1993)

Zur Gesamtorientierung die Form des sitzenden Menschen im Fußbild (Abbildung 15) und der Blick auf eine Zonentafel (Abbildung 16):

Der Kopf ist den Zehen zugeordnet,
der Mittelfuß dem Brustkorb,
die Fußwurzelknochen dem Bauchraum/Becken.

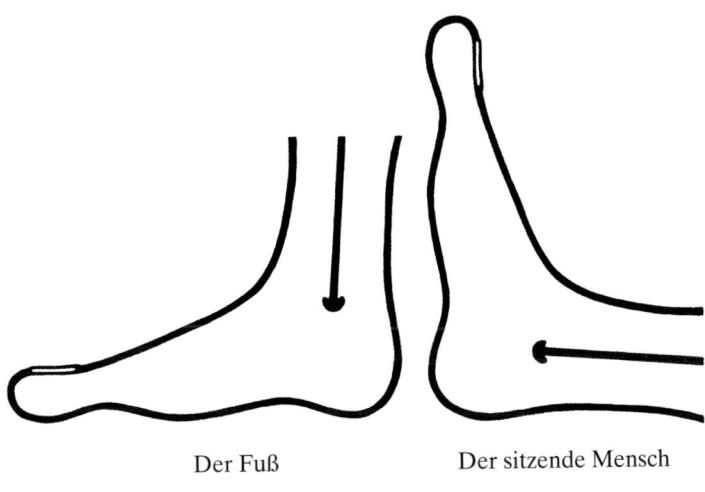

Der Fuß   Der sitzende Mensch

Abb. 15

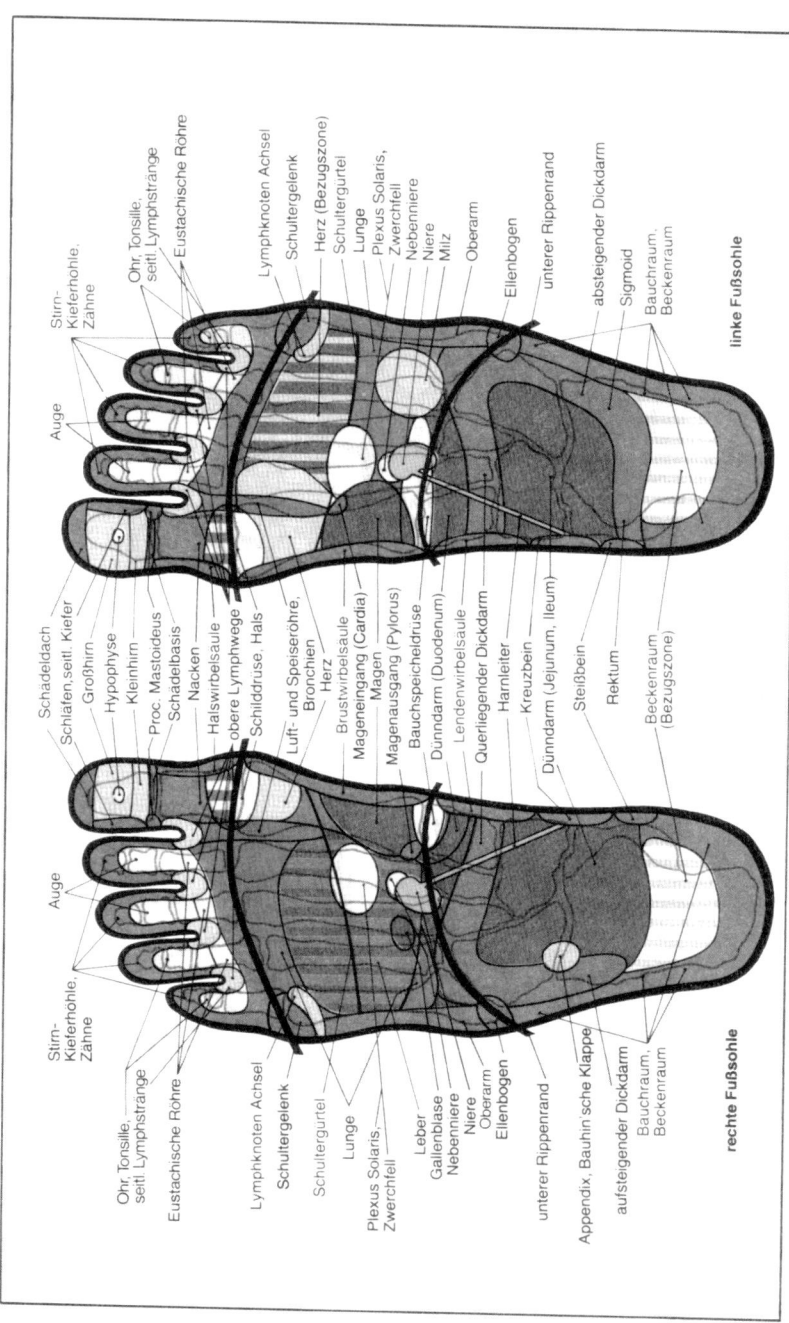

Abb. 16

176

Das Rasterbild der Zonen

Die Reflexzonenmassage am Fuß geht von 2 Grundvorstellungen aus:

1. Vom Gedankengebäude des Dr. med. William Fitzgerald, der den menschlichen Körper in *10 Körperzonen* einteilt;
2. von dem dadurch entstehenden *10-Zonen-Raster am Fuß*, in den sich seit Jahrhunderten empirisch bekannte *Reflexzonen* einfügen lassen.

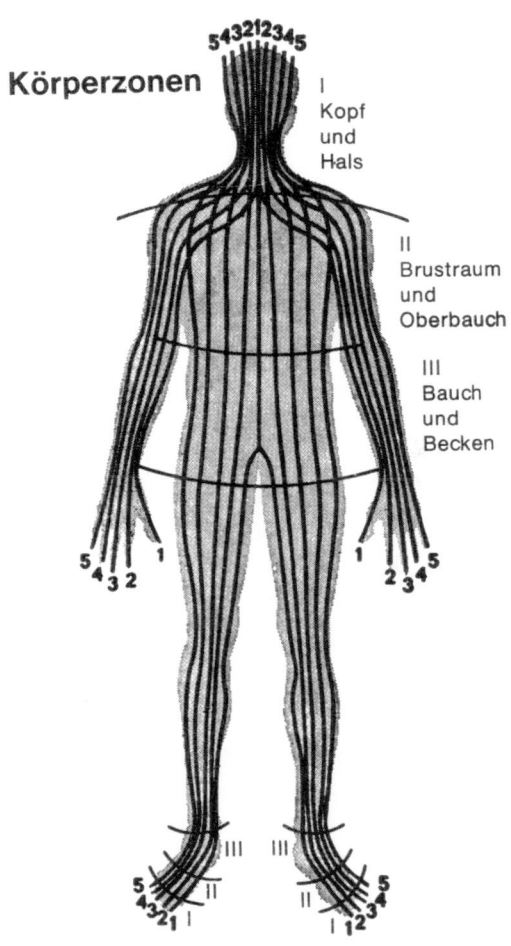

Abb. 17
(entnommen aus: Marquardt, H.: Reflexzonenarbeit am Fuß. 20. Aufl., Karl F. Haug Verlag, Heidelberg 1993)

2 Zuordnung der Zähne zu inneren Organen [65]

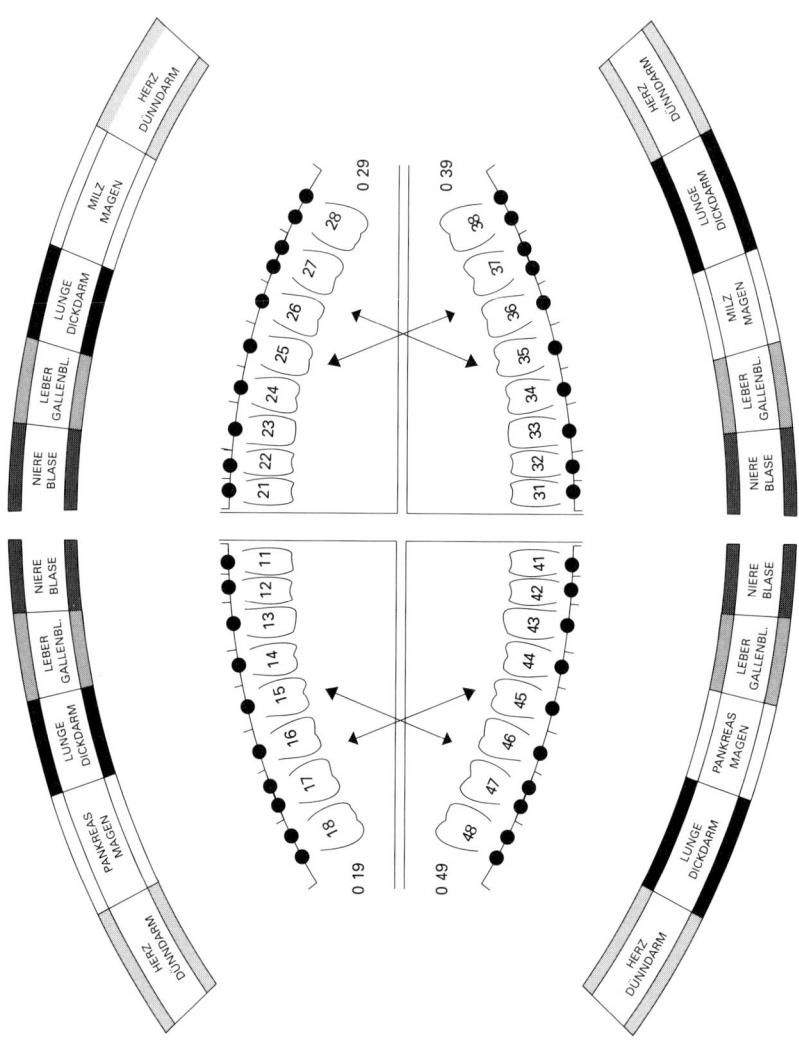

Abb. 18
(entnommen aus: Voll, R.: Wechselbeziehungen von Odontonen und Tonsillen zu Organen, Störfeldern und Gewebssystemen. ML-Verlag, Uelzen 1977)

3 Patienteninformation bei Einnahme homöopathischer Medikamente

Folgende Dinge sind unter homöopathischer Behandlung prinzipiell zu meiden:

1. Präparate, Tees usw., die Kamille enthalten.

2. Präparate, Tees usw., die Pfefferminze enthalten.

3. Kaffee (auch coffeinfreier) wenigstens am Vormittag nach Einnahme von homöopathischen Hochpotenzen (C 30, D 30 und höher).

4. Colagetränke

5. Kampfer, enthalten in Einreibungen zur Durchblutungssteigerung bei Rheuma und Sportverletzungen.

7. Zahnpasta mit Kampfer, Menthol oder Pfefferminze. (Möglich: Schlemmkreide, Merfluan-Zahnsalz ohne Pfefferminz, Calendula-Zahncreme oder Avocado-Zahncreme).

8. Salben, Badezusätze usw. mit ätherischen Ölen (stark duftend und hautreizend).

Prinzipiell sollte Rücksprache erfolgen mit Ihrem Therapeuten bei Anwendung irgendwelcher anderer Medikamente (geht auch telefonisch meist ganz schnell), insbesondere auch vor Zahnbehandlungen.

Ausnahmen und zusätzliche Einschränkungen wird Ihr Therapeut im einzelnen mit Ihnen durchsprechen.

4 Ganzheitsmedizinische Diagnose-verfahren

● **Bioenergetische Testverfahren**

Test I:

Detaillierter Nachweis von:
● Darmpilzen
● Schwermetallbelastungen
  (z. B. Blei, Quecksilber, Palladium)
  und Lokalisation
  (z. B. im Stammhirn als Ursache für
  vegetative Fehlsteuerung)
● Umweltgiften (z. B. Formaldehyd u. a.)
● bakteriellen Organbeherdungen
  (z. B. Mandeln, Zähne, Nasennebenhöhlen,
  Unterleib, Bauchorgane u. a.)
● chronischen Virusinfektionen
  (die unbemerkt über Jahre bestehen können,
  z. B. Herpes, Röteln oder Epstein-Barr)
● Ursachen für Haut- und Lebensmittelallergien
  (z. B. Quecksilber, Darmkeime wie Lamblien,
  Formaldehyd oder Pilze)
● Frühstadien chronischer Erkrankungen

Test II:

Elektroakupunkturtest

Bestimmung des Energiehaushalts, des Zustands der Organe, des Binde-, Stütz- und Bewegungssystemes, des mentalen Zustands, der Gehirnfunktion, des Vitamin- und Spurenelementhaushalts.

Test III:

Angewandte Kinesiologie (AK)

Diese Methode stammt aus den USA und beruht auf der Veränderung der Kraft eines Testmuskels bei Kontakt des Patienten mit einem zu prüfenden Medikament, Nahrungsmittel oder einem kranken Organ. Sie erfordert eine große Erfahrung des Untersuchers und ermöglicht eine sofortige Diagnosestellung. Damit können z. B. Nahrungsmittelallergien oder auch passende homöopathische und andere Medikamente getestet werden.

5 Lüscher-Farbtest als Methode zur Erkennung von psychischen Belastungsfaktoren für chronische Krankheiten [23]

Seit über 40 Jahren hat Professor Lüscher die Wirkung von Farben auf den Menschen studiert. Daraus hat er einen praktikablen Test entwickelt. Nach wenigen Minuten der Auswahl bestimmter Farben (Bevorzugung oder Ablehnung) durch den Probanden ermittelt ein Computersystem die aktuelle psychische Verfassung. Auch Empfehlungen zur Kompensation solcher psychischer Disharmonien und damit Vorbeugung schwerer Krankheiten werden durch diese Computerauswertung gegeben. Die folgende Tabelle von Professor Lüscher gibt Ihnen einen Überblick über die Bedeutung der Farben. Eine „Selbstdiagnose" aufgrund dieser Tabelle ist aber nicht möglich, dazu bedarf es wirklich des kompletten Tests.

Die Bedeutung der acht Farben im Lüscher-Test

Lüscher-Farben	+ Bevorzugung	– Ablehnung
Lüscher-**Blau**	+ 1 Geborgenheitsbedürfnis Benötigt beruhigende, erholsame Behaglichkeit und eine konfliktlose, harmonische Partnerbeziehung. Wunsch nach Übereinstimmung und Verbundenheit (Betäubung zwecks Befriedigung: z. B. Essen, Rauchen, Sex, Alkohol). Psychosomatische Überreiztheit.	– 1 Entfremdung, entleerte Gemütsbeziehung ist von der erlebten Situation nicht befriedigt. Fühlt sich befremdend. Ist ohne das Gefühl der Zugehörigkeit innerlich einsam. Ist dadurch unzufrieden, überempfindlich, ungeduldig, ruhelos. Möchte von dieser Situation weg. Angst vor Abhängigkeit von einer unbefriedigenden Bindung. Psychosomatische Agitiertheit.
Lüscher-**Grün**	+ 2 Geltungsanspruch Will als besondere Persönlichkeit geachtet werden. Will durch Überlegenheit als kompetent respektiert werden. Will sich behaupten und selbst bestimmen können (Autoritativ zwecks Selbstsicherheit). Psychosomatische Gespanntheit.	– 2 Behinderter Geltungsanspruch Fühlt sich durch Widerstand in seinen Ansprüchen eingeengt und in der persönlichen Geltung nicht angemessen respektiert oder durch eine zermürbende Zwangslage unterdrückt (Sackgasse). Braucht unbedingt Bestätigung. Will nach Belieben leben und verfügen können. Angst vor Zwang, vor Einengung und vor Behinderung des freien Willens. Psychosomatische Druckspannung.
Lüscher-**Rot**	+ 3 Aktivität Fühlt sich herausgefordert. Will eine starke Wirkung erzielen. Will den Erfolg und die Resonanz der eigenen Intensität und vitalen Aktivität spüren (Agressivität, Provokation). Psychosomatische Erregtheit.	– 3 Überforderung, Erschöpfung Ärgert, quält und kränkt sich, daß der Energieaufwand keinen angemessenen Erfolg hat. Lustlosigkeit, Ermüdbarkeit. Schwächung, Resignation, Psychosomatisch: erschöpfende Überreizung.

Lüscher-		
Gelb	+ 4 Veränderungswunsch Möchte sich von bedrückender Behinderung oder Belastung befreien. Erwartet in Zukunft neue, bessere Möglichkeiten (Problem-Flucht). Psychosomatische Gespanntheit.	− 4 Ängstlichkeit, Besorgtheit Macht sich Sorgen. Hat Angst vor Verlorenheit, vor Unsicherheiten, vor Kritik und Zurückweisung, vor dem Verlust einer emotionalen Bindung, des Besitzes, der Gesundheit, Psychosomatisch: ängstlich gespannt.
Violett	+ 5 Faszinationsbedürfnis Möchte den Zauber des Reizvollen und Andersartigen erleben. Möchte in einer faszinierenden Idealbeziehung verschmelzen.	− 5 Wählerisch, Intellektualisierung Will sich von unerfüllten Wünschen nach einer idealen Beziehung nicht irritieren lassen. Nimmt eine kritisch prüfende Haltung ein. Ist wählerisch.
Braun	+ 6 Regressivität Ist durch konflikthafte, zermürbende Probleme überfordert und ermüdet. Benötigt erholsame Behaglichkeit.	− 6 Individualitätsanspruch Will vom Bedürfnis nach Verwöhnung und Behaglichkeit nicht abhängig sein. Will den Anforderungen gewachsen sein, sich eine eigene Meinung bilden und sich als Persönlichkeit prüfen.
Schwarz	+ 7 Erzwingen: Trotz Fordert eine unbedingte Respektierung der Ansprüche. Protestiert gegen unzumutbare Mißachtung der Forderungen und Bedürfnisse (Negativismus).	− 7 Unabhängigkeitsbedürfnis Lehnt jede Art von Behinderung und Abhängigkeit ab. Will das tun, was nach der eigenen Überzeugung für erlebenswert und richtig gehalten wird.
Grau	+ 0 Distanzierung Ist durch die aufreibende und zermürbende Situation gereizt. Will sich gegen sie abschirmen. Verbirgt die Gefühle und Gedanken. Gibt die Absichten nicht zu erkennen.	− 0 Engagiertheit Möchte nicht zu kurz kommen und nichts verpassen. Möchte mit voller Intensität erleben. Engagiert sich stark. Kann kaum abschalten und verausgabt sich.

6 Antipilzdiät

Bei massivem Darmpilzbefall mit erheblichen gesundheitlichen Störungen sollten Sie für einige Monate folgende strenge Richtlinien befolgen:

1. Vermeiden:
● Zucker, zuckerhaltige Nahrungsmittel, auch Honig
● raffinierte Kohlenhydrate

Beispiele:
Dessertspeisen
Früchte, kandiert
Fruchtsäfte
Weißbrot

Gelegentlich ein wenig sehr trockener Weißwein, am besten gespritzt mit Mineralwasser, ist erlaubt.

2. Erlaubt ist:

Die Hefepilzkontrolldiät Stufe 1

Beachten Sie: Alle Obst- und Gemüsesorten müssen vor dem Verzehr gründlich gewaschen werden, um Hefe- und Schimmelpilze an der Oberfläche zu entfernen. Die mit * gekennzeichneten Nahrungsmittel enthalten relativ viele Kohlenhydrate und müssen bei strengeren Diäten ebenfalls abgesetzt werden.

Frisches Gemüse:

Auberginen	Mais*	grüne Salate
Blumenkohl	Paprikaschoten, grün	Schnittlauch
Bohnen*	Petersilie	Sellerie
Brokkoli	Radieschen	Spargel
Erbsen*	Rosenkohl	Spinat
Gurken	Rote Bete	Tomaten
Karotten/Möhren	Rotkohl	Weißkohl
Kartoffeln	Rüben	Zwiebeln

Getreide:
alle Vollkornprodukte, insbesondere:
Buchweizen (der eigentlich kein Getreide ist)
Hafer
Naturreis

Frische Früchte:

Ananas	alle Beerensorten	Papaya*
Apfel*	Birne*	Pfirsich
ungesüßtes Apfelmus*	Kirschen*	Pflaumen
Aprikose	Nektarinen*	Trauben (höch-
Avocado	Orangen	stens 12 pro Tag)
Banane*	Pampelmuse	

Fleisch- und Fischgerichte:

Ente	Kalb	Schalentiere
frische Fische	Krabben	Schwein
Gans	Lachs	Thunfisch
Huhn	Lamm	Truthahn
Hummer	mag. Rindfleisch	Wild

Alle Eierspeisen

Nüsse und Samen:

Haselnüsse	Sesamsamen
Leinsamen	Sonnenblumenkerne
Mandeln	Walnüsse

Kaltgepreßte Öle:

Maisöl	Sesamöl
hochw. kaltgepr. Olivenöl	Sonnenblumenöl

außerdem:
selbstgemachte Salatdressings und Mayonnaisen aus Zitronen-
saft (kein Essig!), Ei, Öl.

Brote und nicht raffinierte Kohlenhydrate:
hausgemachtes Gebäck mit Backpulver, aber ohne Zucker
Kartoffelpuffer (mit Vollkornmehl)
manche Knäckebrotsorten
Matzen (das ungesäuerte Osterbrot der Juden)
Reiskekse

Vollkornkuchen
Vollkornnudeln

Getränke:
Joghurt (natur)
Kaffee
Milch*
Tee (Blütentee, frischer grüner Tee, Kräutertees wie Hagebutten, Kamille, usw.)
Wein, im Verhältnis 1:2 mit Wasser verdünnt (in geringer Menge)

Käse:
Camembert
(nur das Innere, nicht die Rinde)   Schafskäse
Quark   Schweizer Käse

(Gouda entsteht wie viele andere gelbe Käsesorten durch Schimmelbildung und Gärung. Im Gegensatz dazu wächst der Schweizer Emmentaler durch Bakterienkulturen.)

3. Außerdem sollten Sie eventuelle Nahrungsmittelallergien berücksichtigen:

Nach dem Prinzip der Rotationsdiät dürfen diese Nahrungsmittel (z.B. Weizen oder Hühnereiweiß usw.) maximal alle 4 Tage verzehrt werden.

(in Anlehnung an Markus [27])

7 Allergenarme Kost bei Nahrungsmittelallergien nach Werthmann [71]

Nahrungsmittelallergien wirken bei der Behandlung chronischer Krankheiten mit Naturheilverfahren oft als Therapieblockade. Falls nicht eine individuelle Austestung Ihrer konkreten Nahrungsmittelallergene erfolgt ist, sollten Sie in Absprache mit dem Arzt für den Zeitraum der Behandlung folgende Diät einhalten:

Verboten:

- **Kuhmilch und Produkte:**
  Butter, Topfen, Rahm, Molke, Käse (aus Kuhmilch), Joghurt, Salatdressing, Schokolade, Margarine (2–3 % Kuhmilchanteil in jeder „100 %-Pflanzenmargarine")

- **Hühnerei und Produkte:**
  Kuchen, Torten, Knödel, Paniertes, Mayonnaise, Biskotten, Eierteigwaren

- **Nüssemix:**
  Hasel-, Walnüsse, ... usw.; Nutella, Nuß-Müsliriegel, ... Mandeln, Erdnüsse, Kokos(nuß), „Körndln" in grobkörnigen Vollkornbroten

- **Sardinen, Sardellen, Hasen- und Schweinefleisch:**
  Dosenfische, Wurst aus Schweinefleisch

- **Ketchup, Senf, Zwiebel**

- **Zitrusfrüchte, Kiwi**

Erlaubt:

- **Schafsmilch, Ziegenmilch, Stutenmilch** (1/2 Milch – 1/2 Wasser)
  Generell: Jede Tiermilch vor dem Genuß auf ca. 60 Grad erhitzen oder abkochen!
  Schafskäse (Vorsicht: Schafsmischkäse! Vor allem aus Ungarn oder inländischer Schafskäse im Herbst und Winter)
  Schafsjoghurt, Ziegenkäse, Ziegenbutter, Ziegenjoghurt

- **Sojamilch** (= Sojadrink), Sojakakao, Sojadessert (statt Pudding), erhältlich in Großkaufhäusern, Drogeriemärkten und Reformhäusern

- **Ei:** Puten-, Wachtel-, Enten-, Gänseei (*nicht* in den ersten zwei Wochen der Diät!)

- **Tee, Kaffee** (mit Sojamilch, ...)

- **Brot** mit Marmelade und Honig (ohne Butter)
  (*Vorsicht:* Buttermilch-, Molkebrote (= Schwarzbrot), einige

Knäckebrote, Toastbrot in manchen Bäckereien mit Milchpulver!

● Statt Butter **kuhmilchfreie Margarine:**
Alsan-S   250 g (Reformhaus)
Vitasieg   500 g (Reformhaus)
Die gute Eden   500 g „dm"
Vorsicht: Bei den beiden letzten ist in der 250 g-Packung
Kuhmilch enthalten!

● **Kartoffeln, Reis, Mais, Gemüse, Obst**

● **Fisch** (aber *nicht* jenen, der „eifrei" vorpaniert ist!)

● **Fleisch, Wurst** (Putenextra, -pikant, -schinken, ... Rinderhart-
wurst, Kalbswürste, ...)

● **Salatmarinade mit Essig und Öl** oder Schafs- bzw. Ziegenjoghurt

● **Teigwaren:** Italienische Grießnudeln (100% Hartweizengrieß, Wasser) Vollkornnudeln (eifrei)

● **Kochen mit Öl oder kuhmilchfreier Margarine**

Nahrung für Erwachsene: Survimed (Orange, Banane),
6 Beutel à 90 g/Karton) 350 kcal, Fa. Leopold (Fresenius)

Babyprodukte: Beba H. A., Pregomin, Aptamil H. A., Bebe-
nago, Milupa SOM (+Brei), Humana SL (+Brei)

8 Symptome einer Quecksilber-Vergiftung [9, 15]

- Antriebslosigkeit
- Kopfschmerzen
- Bauchschmerzen
- Infektanfälligkeit
- Gedächtnisstörungen
- Depressionen
- Schwindel
- Muskelschwäche
- Gelenkschmerzen
- Hörstörungen
- Haarausfall
- Hautekzeme
- bösartige Geschwülste
- Multiple Sklerose

Natürlich ist Quecksilber nicht immer und vor allem nicht die einzige Ursache dieser Symptome und Erkrankungen, aber oft ein wichtiger ursächlicher Faktor.

9 Vorgehen bei Amalgamentfernung

1. Spezifischer Schutz vor zusätzlicher Quecksilberaufnahme beim Entfernen der Plomben.

● Sofort nach dem Herausbohren des Amalgams noch im Behandlungsraum nach Mundspülung mit Wasser 1 Trinkamp. Selenase einnehmen.

● Nach Abschluß der Amalgamentfernung Ausschwemmen der Schwermetalle aus dem Körper mittels Chelat-Therapie.

2. Maßnahmen des Zahnarztes:

● Alles Amalgam aus den Zähnen entfernen. Oft befinden sich auch Reste unter Kronen und Brücken bzw. Wurzelfüllungen.

● Sicherheitsmaßnahmen zur Vermeidung zusätzlicher Vergiftungen:
– Kofferdamschutz verwenden
– beim Bohren reichlich Wasser zuführen
– langsamen Bohrer verwenden

3. Füllung des entstandenen Defektes:

● Vorübergehende Füllung mit Steinzement, falls eine Röntgen-Panoramaaufnahme des gesamten Gebisses Quecksilberdepots im Kiefer nachgewiesen hat. Nach einigen Wochen, bzw. wenn dies nicht der Fall war sofort:

● endgültige Versorgung mittels Gold- oder Keramikinlays (neuerdings auch lichtvergütet). Für das Milchzahngebiß bzw. bei Erwachsenen außerhalb der Hauptbelastungszonen kommen auch lichtgehärtete Kunststoff-Füllungen in Frage. Diese haben allerdings geringere Haltbarkeit und manche Patienten sind darauf allergisch.

Bei Goldinlays bitte kein palladiumhaltiges Spargold (über 3 % Palladium, Goldanteil nur 50 %) verwenden. Dieses ist ebenfalls toxisch. Ideal ist die Prüfung der Verträglichkeit der Goldlegierung mittels bioenergetischer Testverfahren. Extrem selten wird auch das Gold selbst nicht vertragen

(„Aurum-Typ der Homöopathie"). Wenn dies nicht der Fall ist, sollten Sie Hochgoldlegierungen (z. B. „Maingold") bevorzugen.

Keramikinlays sind spröde und bei gegenüberliegender Position im Seitenzahnbereich bruchgefährdet. Die für Sie optimale Füllung muß, nach Abwägen aller Gesichtspunkte, Ihr Zahnarzt mit Ihnen aussuchen.

10 Basisprogramm zur Arteriosklerose-bekämpfung (= Verhütung von Herz-infarkt, Schlaganfall und peripherer arterieller Verschlußkrankheit)

Die Hauptursache auch der Arteriosklerose stellen Störungen der Darmfunktion dar:
- toxische Belastung aus dem Darm durch Gärung oder Fäulnis
- Störung der physiologischen Darmflora durch Fehlernährung, Antibiotika und Umweltgifte mit der Folge eines Mangels an DCA [64] (siehe Kapitel 6 Punkt 15).

Allein durch Darmsanierung als Basisbehandlung läßt sich so bei vielen Patienten eine Entstehung oder Verschlimmerung der Arterienverkalkung verhindern. Erst danach sind die folgenden Empfehlungen der Wertigkeit nach einzuordnen.

- Weitere Ursachen der Arterienverkalkung und Gegenmaßnahmen:

1. *hoher Blutdruck*
Behandlung nach klassischen klinischen Kriterien, zusätzlich Fischöl und Ausdauertraining sowie Magnesium (etwa 200 mg/Tag) einnehmen.
Ein sogenanntes „Strahlungsklima mit konvektiver Entwärmung" ist nach Ledwina [22] die beste Vorbeugung gegen hohen Blutdruck. In der Natur finden wir dies z. B. an Meeresküsten, den südlichen Ausläufern der Alpen, den Inseln im Mittelmeer und den Kanarischen Inseln. Wie man sich ein solches Heilklima in der Wohnung schaffen kann, beschreibt Ledwina [22] sehr ausführlich, kurz gesagt:
Wand- und Fußbodenheizung, niedrige Zimmertemperatur und leichte Luftzirkulation durch kleine Lüftungsklappen (z. B. kippbares oberes Fensterteil).

2. *„Eiweißmast"*
Vermeidung durch Reduktion von tierischem Eiweiß in der Nahrung (siehe Kapitel 6, Punkt 10)

3. verstärkte Blutgerinnbarkeit und verminderte Fließfähigkeit des Blutes.

3.1 durch zuviel rote Blutkörperchen (Hämatokrit über 45 %)
Behandlung durch: – Aderlässe – Reduktion des Eiweißverzehrs

3.2 durch Überfunktion der Blutplättchen:
Einnahme von Acetylsalicylsäure (ASS)
z. B. Aspirin 30–100 mg/Tag

Zur Vorbeugung bei familiärer Belastung genügen 30 mg ASS täglich, vor allem wenn Kombination mit Fischöl erfolgt.

Nach Bypass-Operation und Herzinfarkt sollten 100 mg täglich eingenommen werden.

– Fischölkapseln (1–2,5 g Omega-3-Fettsäuren) täglich
– Ginkgo biloba-Extrakte für ältere Menschen (z. B. Tebonin, Rökan usw., aber auch Ginkgo biloba comp. Hevert)

Vor allem bei Kombination von ASS und Fischöl muß unbedingt die ärztliche Kontrolle gesichert sein durch Überwachung der Blutungszeit.

4. Fettstoffwechselstörung

Ihre Bedeutung für die Arterienverkalkung ist wesentlich geringer, als es ihre derzeitige Publizität vermuten läßt.

Die Fettstoffwechselstörungen stellen hier nur einen von sieben Faktoren dar und auch diese Liste ist nur eine übersichtliche Kurzfassung.

Rauchen, psychischer Streß – vor allem Mißerfolgserlebnisse – und noch unbekannte Erbfaktoren spielen ebenfalls eine entscheidende Rolle.

Da es verschiedene Formen von Fettstoffwechselstörungen unterschiedlicher Ursachen gibt, ist auch eine individuelle diätetische Einstellung und medikamentöse Behandlung durch Ihren Arzt erforderlich. Bevor Sie jedoch starke Lipidsenker mit teilweise erheblichen Nebenwirkungen einnehmen (wie die Cholesterinsynthesehemmer), sollten Sie es neben der Ernährungsumstellung mit einigen der folgenden milden Mittel versuchen:
– Lezithin (als Trockensubstanz oder flüssig z. B. Buerlecithin): die jeweilige Maximaldosis nehmen

- täglich 10–20 g Alkohol trinken z. B. $\frac{1}{8}$ bis $\frac{1}{4}$ l trockenen Rotwein
- täglich 1–2 Beutel Sitosterin-Delalande (aus der Mittelmeerpinie gewonnener Naturstoff, der die Cholesterinaufnahme aus dem Darm blockiert)
  Jeweils zur cholesterinreichsten Mahlzeit einnehmen!
- täglich 2–3 Dragees Sedalipid (Vitamin B + Magnesium)
- täglich 2,5 g Omega-3-Fettsäuren (Fischölkapseln)
- eventuelle homöopathische Therapie (Cholesterinum D 8)
- Naja tripudians D 8 (falls Ihre Lieblingsfarbe „türkisblau" ist) [35]
- bzw. andere naturheilkundliche Medikamente oder Vitamin-Mineralstoffgemische (Orthomolekulare Therapie) nach biochemischer oder bioenergetischer Austestung Ihres Defizits
- Ausdauertraining im „Fettstoffwechselbereich", falls sie jünger und bewegungsfreudig sind (siehe Anhang, Punkt 14)

5. zu hoher Zuckerkonsum

Durch die drastische Reduktion des Verzehrs von Zucker (mit Ausnahme des Traubenzuckers) kann der Cholesterinspiegel leicht gesenkt werden (siehe Kapitel 6.16 sowie Anhang 11.13).

6. zu geringes antioxidatives Potential (siehe Kapitel 6, Punkt 14)

Es schadet auf keinen Fall, wenn Sie täglich

- 100 mg Vitamin E einnehmen (ideal durch 1–2 Eßlöffel Dr. Grandel's Weizenkeimöl plus z. B. morgens an das Müsli oder an Joghurt, 1 Ephynal-Kaudragee oder ein anderes Präparat). In natürlichen Quellen ist zu wenig davon enthalten.
- Vitamin A und C aus natürlichen Quellen decken:
  Vitamin A ist in Butter, Karotten und vielen roten, gelben und grünen Gemüsen und Früchten enthalten, Vitamin C in allen grünen Blättern, Sauerkraut und Obst (v. a. Kiwi, Zitrusfrüchte und Johannisbeeren).
- Selen: Wenn keine Darmpilzproblematik vorliegt, sind Selen-Hefe-Kapseln (100–200 Mikrogramm Selen/Tag) zu empfehlen, ansonsten die gleiche Menge Selenase peroral-Trinkampullen.

Nach Untersuchungen von Prof. Schrauzer [54] von der Universität San Diego/Kalifornien sind frühere Hinweise auf eine toxische Wirkung von Selen in diesem Dosisbereich falsch. Eine gelegentliche Vollblutuntersuchung bzw. auch Haaranalyse als Ausgangsbefund Ihrer Mineralstoffversorgung ist sicher nicht falsch. Sie können aber unbedenklich jahrelang die angegebene Menge Selen einnehmen, ohne eine Überdosierung befürchten zu müssen. Ohne Bezug auf das antioxidative Potential sollen an dieser Stelle noch einige Hinweise zu Magnesium und weiteren Spurenelementen folgen. Magnesium kann unbedenklich in der Dosierung von etwa 200 mg/Tag eingenommen werden.

Die Notwendigkeit, zusätzlich Germanium einzunehmen, ist noch nicht endgültig geklärt. Die vitalisierende Wirkung von Ginseng und Knoblauch ist zum Teil auf den Gehalt an Germanium zurückzuführen. Für eine prophylaktische medikamentöse Zufuhr stehen z. B. die Präparate Sanum-German oder Germanium-LC zur Verfügung. Die Einnahme zusätzlicher Stoffe sollte sich an dem Wort von F. X. Mayr orientieren: „Zweckmäßig und sparsam ist naturgemäß."

Im Rahmen der Orthomolekularen Therapie, das heißt, dem Ausgleich von Defiziten, gibt es z. B. Mineralstoff-Analysen aus dem Vollblut [60], bzw. aus dem Haar [17]. Von Juchheim [17] wurde ohne Berücksichtigung von Selen und Germanium ein typisches Herzinfarktrisikoprofil anhand von Haarmineralstoffanalysen erstellt.

Ein Zuviel an Kalzium und ein Mangel an Magnesium, Kupfer, Strontium und Barium geht mit einem erhöhten Herzinfarktrisiko einher. Bei nachgewiesenen Mängeln ist ein gezielter Ausgleich ebenfalls sinnvoll.

„Es ist nicht so wichtig, wie lange wir leben, sondern wie wir lange leben!" Damit eine gesunde Lebensweise nach diesem Motto von F. X. Mayr auch Spaß macht, sei hier noch einmal an grünen Tee und Rotwein erinnert (siehe Kapitel 6.6 und 6.7). Diese beiden Genußmittel in vernünftiger Menge getrunken, verbessern das antioxidative Potential und schützen so vor Arterienverkalkung wie ein Rostschutzmittel.

7. Stoffwechselübersäuerung

Diese ist weniger für die Arterienverkalkung als vielmehr für den plötzlichen Durchblutungsstopp bei fortgeschrittener Gefäßverengung verantwortlich.

Die dauerhafte Normalisierung des Säure-Basenhaushaltes mittels Basenpulver (siehe Anhang, Punkt 12) ist eine Grundvoraussetzung für Sie, falls Sie infarkt- oder schlaganfallgefährdet sind. Sollten Sie aber akute Anzeichen eines drohenden Infarktes oder Schlaganfalls verspüren, so ist ein sofortiger „Basenstoß" erforderlich. Er nimmt nur die in der Klinik ohnehin erfolgende Therapie vorweg. Zu diesem Zeitpunkt kann möglicherweise die volle Ausprägung des Infarktes oder Schlaganfalls noch verhindert werden.

Sie kaufen sich in der Apotheke zu diesem Zweck einige Röhrchen „Kaiser-Natron". Diese Röhrchen sind handlich und eignen sich als „Notfall-Set" für Westen- oder Handtasche, Auto, Schreibtisch, Gartenhaus, Küchenschrank usw.

Ein Röhrchen enthält 20 Tabletten Kaisernatron. 3 Tabletten davon nehmen Sie heraus und füllen den so gewonnenen Platz mit 5 Kapseln Strodival-Spezial auf (bitte vom Hausarzt verschreiben lassen). Im schweren pektanginösen Anfall oder bei ersten Anzeichen eines Schlaganfalls tun Sie alles, was Sie sonst auch tun würden:
– Arzt rufen
– Nitrolingual-Spray nehmen.

Zusätzlich beginnen Sie aber die Basentherapie:

Sie lösen 9 Kaiser-Natron-Tabletten in $\frac{1}{4}$ l Wasser auf und trinken dieses. Gleichzeitig schlucken Sie 2 Strodival-Spezial-Kapseln. Danach zerbeißen Sie 1 Strodival-Spezial-Kapsel und verteilen den Inhalt im Munde als Soforthilfe. Nach 20 Minuten nehmen Sie den Rest des Röhrchens (8 Kaiser-Natron-Tabletten und 2 Strodival-Spezial-Kapseln) in der gleichen Weise, falls der Effekt der ersten Einnahme ungenügend war und Ihr Arzt noch nicht da ist.

Diese Therapie hat keinerlei negative Auswirkungen auf nachfolgende Behandlungen im Krankenhaus!

Strodival wirkt nur stoffwechselnormalisierend auf den Herzmuskel, nicht auf das Gehirn. Die Strodival-Einnahme ist also nur bei Herzbeschwerden erforderlich. Möglicherweise hören Sie von anderen Ärzten den Einwand, daß Strophantin (die Wirksubstanz im Strodival) gespritzt werden muß und bei Einnahme nicht wirkt. Das stimmt bezüglich der herzmuskelkräftigenden Wirkung. Geringe Mengen Strophantin werden aber über den Darm doch aufgenommen und verhindern den Stillstand des Blutes im Herzmuskel. Strophantin normalisiert den Herzstoffwechsel in niedriger Dosierung.

Wir haben es hier also mit einer ganz anderen, bisher weitgehend unbekannten Strophantinwirkung zu tun. Das infarktgefährdete Herz soll ja nicht gekräftigt werden, weil es dann einen noch höheren Sauerstoffbedarf hätte. Vielmehr soll es mit dem vorhandenen Sauerstoffangebot besser auskommen.

Dies ermöglicht die minimale Menge Strophantin, die Sie über den Darm und die Mundschleimhaut aufnehmen.

Die Erkenntnis, daß „Basenpulver + Strophantin" ein solches potentes Mittel bei drohendem Herzinfarkt ist, verdanken wir Dr. Kern aus Stuttgart, der damit Tausenden Herzinfarktpatienten in Deutschland seit 25 Jahren geholfen hat [18].

11 Erklärung gängiger Ernährungs-lehren unter Einbeziehung extremer Sonderformen

11.1 Allgemeines

Ich möchte Sie, verehrte Leser, mit dieser lexikalischen Auf-zählung und knappen Bewertung diverser Ernährungsempfeh-lungen nicht verwirren. Vielmehr soll hier ein roter Faden durch den Irrgarten widersprüchlicher Diäten angeboten werden. Ei-genes Nachlesen in der Primärliteratur und danach Erprobung am eigenen Leibe erfordert das Zeitvolumen und die Konse-quenz eines Eremiten. Wer sich im Berufsleben täglich behaup-ten muß, braucht einen Wegweiser: kurz, prägnant, praktikabel. Die Ernährungsempfehlungen **F. X. Mayr**s:

- **in welchem Zustand** wir uns zur Mahlzeit setzen
- **wie** wir essen
- **wie oft** wir essen
- **wann** wir essen

sind immer noch wichtiger als die im folgenden diskutierten Details: **was** wir essen.

Das eigene Erleben einer Mayr-Kur läßt alle diese theoretisch diskutierten Feinheiten in einem anderen Licht erscheinen:
- *Die Praxis ist das Kriterium der Wahrheit!*

11.2 Vorwiegend vegetarische Kostformen

Begründung dafür: Der Mensch ist wegen seiner physiologi-schen und anatomischen Anlagen eher auf Pflanzenkost einge-stellt. Der Aufbau des Gebisses, des Magens, der Leber und des Darmes entsprechen denen von pflanzenfressenden Tieren.

11.2.1 Schnitzer-Kost [34]

- Intensivkost: Verbot aller tierischer Produkte
  pflanzliche Nahrungsmittel nur in Form
  von Rohkost.

● Normalkost: gemischte Ernährungsweisen mit hohem Anteil an Rohkost und Vollkornprodukten. Milchprodukte und Eier sind erlaubt.

Kommentar: Die Kostform gründet sich wie die Vollwerternährung nach Bruker auf der Kollath-Kost.

Die Erkenntnisse Kollaths über die Inhaltsstoffe der Nahrung sind zweifelsohne richtig. Lediglich der Schluß, daß die gehaltvollsten Nahrungsmittel auch die gesündesten seien, ist so pauschal nicht zulässig. Dr. Rauch charakterisiert dieses Mißverständnis folgendermaßen:

„Kollath hat die Ordnung unserer Nahrung definiert, nicht die Ordnung unserer Ernährung!" (siehe dazu die Hinweise im Kapitel 6).

11.2.2 Makrobiotische Kost nach Ohsawa und Kushi

Sie fußt auf den Lehren des Zen-Buddhismus.
● hauptsächlich Kohlenhydrate aus biologisch wertvollem Getreide in gekochter Form (50 %–60 % der Nahrung).
● Algengemüse wie gekochter Blattang, Seetang und Meeresgemüse verbessern die Mineralstoffzufuhr, zusätzlich Fisch, Gemüse, Hülsenfrüchte, Sojaprodukte, Obst.
Verboten sind Fleisch, Ei und Milchprodukte.

Kommentar: Die Zusammenstellung der Mahlzeit nach dem Prinzip der energetischen Harmonie zwischen Yin und Yang ist ein wichtiges Prinzip. Jeder kennt diesen natürlichen Instinkt, z. B. die Kombination von Fleisch (Yang-Wirkung) mit Gemüse (Yin-Wirkung).

Yang bedeutet das männliche Prinzip, Leistung, Tag, äußere Geschäftigkeit.

Yin dagegen ist das weibliche Prinzip, Fortpflanzung, Nacht, innere Sammlung.

Zweifelsohne wirkt unsere Nahrung auf diese gegensätzlichen und sich gleichzeitig ergänzenden Pole des Lebens ein.

Die Beachtung dieser Wirkung der Nahrung ist jedoch erst dann bedeutsam, wenn die Grundfunktionen unseres Darmes unter Vermeidung von Gärung und Fäulnis im Sinne Mayr's optimiert sind.

11.3 Trennkost

11.3.1 Die Hay'sche Trennkost [67]

Aufgrund eigener gesundheitlicher Probleme in den 30er Jahren von dem amerikanischen Arzt Dr. Howard Hay [67] entwickelt und seit 60 Jahren erfolgreich praktisch erprobt.

Die falsche Zusammensetzung der Nahrung erschwert die Verdauung, wodurch eine Selbstvergiftung aller Organe aus dem Darm entsteht.

Die Grundregeln, die spezifisch für die Hay'sche Trennkost sind:

Es sollen nicht überwiegend eiweißhaltige Lebensmittel (Fleisch, Fisch, Käse, Ei) mit überwiegend kohlenhydrathaltigen Lebensmitteln (süßes Obst, Getreideprodukte wie Brot, Kuchen, Teigwaren, Mehlspeisen, aber auch Reis und Kartoffeln) in einer Mahlzeit zusammen gegessen werden.

Eiweiß erfordert zur Verdauung saures Milieu, Kohlenhydrate (Stärke und Zucker) basisches Milieu. Das kann unser Körper nicht gleichzeitig tun. Er muß sich für einen Kompromiß, einen Mittelweg entscheiden. Somit werden weder das Eiweiß noch die Kohlenhydrate rechtzeitig verdaut. Damit bekommen die im Darm lebenden Pilze und Fäulnisbakterien Zeit, sich davon zu ernähren und es entstehen Giftstoffe. Saures Aufstoßen, Völlegefühl und Blähungen nach solchen Mahlzeiten (z.B. Schnitzel mit Kartoffeln, Brot mit Wurst, Fisch mit Reis ...) sind die Folge.

Man sollte idealerweise morgens Basenmahlzeiten, mittags Eiweiß mit Gemüse und abends Stärkemehl mit Gemüse essen.

Kommentar: Auch aus der Sicht der Mayr-Lehre ist das Grundprinzip der Trennkost als eine Form der Schonkost logisch richtig und der positive Effekt jederzeit praktisch nachprüfbar. Somit bestehen Bezüge zur Mayr-Lehre.

Während der Milchdiät in der Mayr-Kur (Stufe 1) und bei den verschiedenen Aufbaustufen einschließlich der Milden Ableitungsdiät nach Rauch/Mayr [48] werden jedoch Eiweiß und Stärke nicht getrennt. Dies ist deshalb möglich, da sehr geringe Mengen verzehrt werden. Deshalb ist es unserem Darm möglich, trotzdem optimal zu verdauen. Wir benötigen die Kursemmel als Kauschulung und forcieren die Stärkeverdauung bereits im Mund durch das gründliche Kauen.

Im täglichen Leben nach der Mayr-Kur mit etwas schnellerem Essen und größeren Mengen ist die Situation eine ganz andere. Dann kann es schnell zur Überforderung des Darmes kommen. Für die Dauerernährung empfehlen auch wir Mayr-Ärzte für viele Patienten die Berücksichtigung des Prinzips der Trennung von Eiweiß und Kohlenhydraten!

Zu der Frage, ob es besser ist, die Eiweißmahlzeit mittags oder abends einzunehmen, kann derzeit noch keine endgültige Aussage getroffen werden. Die Verträglichkeit beider Varianten hängt sicher auch hier von der Mengenfrage und der Zeit des Abendessens ab.

Aus den Lebensmitteltabellen (Tab. 1–3) kann die Zusammensetzung verschiedener Lebensmittel entnommen werden.

Lebensmitteltabellen*

(Chemie der Lebensmittel nach Rein-Stepp)

Tabelle 1:
Konzentrierte Lebensmittel – vorwiegend kohlenhydrathaltig
(nicht mit eiweißhaltigen Lebensmitteln in einer Mahlzeit kombinieren)

| | 100 g des Lebensmittels enthalten in Gramm | | | |
	Eiweiß	Fett	Kohlen-hydrate	Asche (Mineralien)
Vollkornbrot	8,0	1,1	41,0	1,5
Roggenvollkornbrot	7,0	0,8	46,0	1,2
Vollkornweizenbrot	11,8	1,5	71,0	0,6
Haferflocken	14,0	6,7	65,0	1,9
Vollkornreis	8,0	0,5	77,0	0,8
Vollkornnudeln	14,0	2,4	69,0	0,8
Kartoffeln	2,1	0,1	21,0	1,1
Topinambur	2,3	0,4	16,9	1,6
Schwarzwurzeln	1,0	Spur	15,0	1,0
Honig	0,3	–	80,0	0,3
Feigen getr.	3,4	0,8	65,3	2,1
Datteln getr.	1,9	0,6	73,3	1,8
Äpfel getr.	1,0	Spur	60,0	1,6
Aprikosen getr.	5,0	Spur	61,4	3,1
Pflaumen getr.	2,3	Spur	72,6	2,0
Rosinen	2,1	Spur	67,8	1,9
Bananen	1,0	Spur	22,7	0,9

*) entnommen aus: Worlitschek, M.: Praxis des Säure-Basen-Haushaltes.
2., erw. Aufl., Karl F. Haug Verlag, Heidelberg 1993.

Tabelle 2:
Neutrale Lebensmittel
(passen sowohl zu kohlenhydrat- und eiweißhaltigen Lebensmitteln)

| | 100 g des Lebensmittels enthalten in Gramm | | | |
	Eiweiß	Fett	Kohlen-hydrate	Asche (Mineralien)
Rahm	3,4	10(30)	4,7	0,75
Butter	0,8	84,5	0,5	0,2
Fettkäse	26,0	30,0	2,1	4,6
Crème fraîche	2,3	30,2	2,3	0,5
40% Quark	11,0	11,5	3,0	0,7
Buttermilch	3,4	0,5	4,7	0,7
Eigelb	32,0	0,9	52,3	6,3
Mandeln	21,0	53,0	14,0	2,3
Walnuß	14,5	63,0	12,9	2,0
Haselnuß	17,0	63,0	7,0	2,5
Heidelbeeren	0,5	0,6	9,8	0,4
Blumenkohl	2,5	–	4,0	0,8
Grüne Bohnen	3,0	–	6,0	0,7
Champignons	5,0	0,2	3,0	0,8
Gurken, ungeschält	0,6	–	1,0	0,5
Karotten	1,0	0,2	9,0	0,7
Kohlrabi	2,5	Spur	6,0	1,0
Kohlrüben	1,0	Spur	7,0	0,7
Radieschen	1,0	Spur	4,0	0,7
Spargel, geschält	2,0	Spur	2,0	0,5
Steinpilze, frisch	5,0	0,4	2,0	1,0
Spinat**	2,0	Spur	2,0	1,0
Tomaten**	1,0	Spur	4,0	0,6

**) Spinat und Tomaten roh und gekocht zu Eiweißmahlzeiten, zu Kohlenhy-dratmahlzeiten nur roh.

Tabelle 3:
Konzentrierte Lebensmittel – vorwiegend eiweißhaltig
(nicht mit kohlenhydrathaltigen Lebensmitteln in einer Mahlzeit kombinieren)

| | 100 g des Lebensmittels enthalten in Gramm | | | |
	Eiweiß	Fett	Kohlen-hydrate	Asche (Mineralien)
Kalbfleisch, fett	19,0	11,0	Spur	1,0
Rindfleisch, mager	21,0	4,0	Spur	1,1
Hühnerfleich, fett	19,0	9,0	Spur	0,9
Gänsefleisch	14,0	44,0	Spur	0,7
Blutwurst	14,0	32,0	Spur	2,7
Hühnerei	14,0	11,0	0,6	0,9
Kabeljau	16,0	0,3	–	1,3
Hecht	18,0	0,4	–	1,2
Hering	20,0	17,0	–	1,4
Aal	12,0	28,0	–	0,9
Magerkäse	38,0	2,0	3,0	4,4
Sojamehl, entfettet	50,0	0,3	26,0	6,0
Vollmilch	3,4	3,4	4,7	0,75
Saures Obst				
Äpfel, frisch	0,4	–	14	0,4
Apfelsinen	0,8	–	14	0,5
Erdbeeren	1,0	–	9	0,7
Himbeeren	1,0	–	8	0,6
Pflaumen	0,8	–	17	0,5
Nicht empfohlene Leguminosen				
Bohnen, Kerne	26,0	2,0	47,0	3,0
Erbsen, getr.	23,0	2,0	52,0	3,0
Linsen	26,0	2,0	53,0	3,0

Die Tabelle gibt Richtwerte.

Die Inhaltsstoffe der Lebensmittel variieren durch die Bodenbeschaffenheit, den Reifegrad und andere Unterschiede innerhalb einer Sorte. Dies ist auch der Grund für die Abweichung in den verschiedenen Lebensmitteltabellen.

Die Zusammensetzung der Nahrung nach Hay und Walb [67]

Mische nicht

Mische — Mische

Konzentrierte Lebensmittel
vorwiegend kohlenhydrathaltig
(Stärke, Zucker)

Vollkorngetreide
Vollkornmehl
Vollkornbrot
Vollkornnudeln
Naturreis
Kartoffeln
Topinambur
Schwarzwurzeln

Bienenhonig
Feigen, getr.
Datteln, getr.
Äpfel, getr.
Aprikosen, getr.
Pflaumen, getr.
Rosinen
Bananen

Nicht empfohlen!
Weißmehl
Weißbrot
Weißmehl-
nudeln
polierter Reis
Sago Erdnüsse
weißer Zucker
Süßigkeiten
Marmeladen,
Gelees
Eingemachtes

Neutrale Lebensmittel

1. Fette

Pflanzliche Öle und Fette	Quark, gesäuerte Milchprodukte
tierische Fette	Doppelrahmkäse
fetter Speck	(über 60% Fett i.T.)
Butter, Rahm	Eigelb
	reife Oliven

2. Gemüse

Blattsalate,	Radieschen
Karotten	(Tomaten, Spinat)
rote Rüben	Sellerie, Kohlrabi
Teltower Rüben	Wirsing, Rotkohl
Zwiebel, Lauch	Weißkraut,
Blumenkohl,	Sauerkraut
Spargel	Kürbis, Gurken
Bohnen,	Rosenkohl
Erbsen (grün)	Paprikaschoten
Mangold	Fenchel, Chicorée,
Rettich,	Pilze

3. Andere Nahrungsmittel
Agar-Agar
Nüsse
außer Erdnüsse
Heidelbeeren

4. Gewürze

Vollmeersalz	Curry
Kräuter-,	Basilikum
Selleriesalz	(statt Pfeffer)
Knoblauch	Wild- und
Paprika	Gartenkräuter
Muskat	

Nicht empfohlen!
Getrocknete Hülsenfrüche
käufliche Mayonnaisen, Suppen, Saucen
schwarzer Tee, Kaffee, Kakao
Ingwer, Meerrettich, Pfeffer, Senf
Eingemachtes
Essigessenz

Konzentrierte Lebensmittel
vorwiegend eiweißhaltig

Fleisch, Wild
Geflügel, Fische
Magerkäse
(bis 55% Fett i.T.)
Eier, Sojamehl

Saures Obst läßt sich nur mit überwiegend eiweißhaltigen Lebensmitteln kombinieren.

Beerenobst
Kernobst, Stein-
obst
Korinthen
Zitrusfrüchte
Kiwi
Ananas
Melonen

Nicht empfohlen!
Rohes Eiweiß
von Eiern
fette Wurst
Rhabarber
Eingemachtes
Gekochtes in
großen Mengen

11.3.2 Lutz-Diät

Mit wissenschaftlicher Akribie und bestechender Logik stellt der Internist Dr. Lutz aus Salzburg zwei im Menschen genetisch vorkommende Stoffwechselsysteme vor:

1. Das System des vegetarisch lebenden, kohlenhydratverzehrenden Baumaffen aus der Zeit vor über 7 Millionen Jahren und

2. das System des seit 4 Millionen Jahren vom Fleisch und Fett seiner Jagdbeute lebenden Raubaffen.

Aus der Affengattung wiederum habe sich der spätere Steinzeitmensch entwickelt. Eine große Wende im Ernährungsverhalten stellt der Beginn des Ackerbaues im Nahen Osten (vor ca. 10 000 Jahren) dar. Im Norden erfolgte diese Umstellung überhaupt erst vor ca. 3000 Jahren.

In dieser relativ kurzen Zeit konnten sich die Menschen an den Verzehr von Getreideprodukten noch nicht im erforderlichen Ausmaß genetisch anpassen.

Entsprechend ist das Nord-Süd-Gefälle der Unverträglichkeit von kohlenhydratreicher Mischkost: So ist die Herzinfarkthäufigkeit in Finnland viermal so hoch wie in Ländern des Mittelmeerraums. Dafür und für die meisten anderen Zivilisationskrankheiten wie Krebs, Darmentzündung, Arthrose und Osteoporose, macht Lutz die Störung der (Nahrungs)Kohlenhydrate auf die Balance des Insulins und des Wachstumshormons mit dem Nebennierenrindenhormon verantwortlich.

Schon Herodot berichtete, daß die von Stärkeprodukten (Getreide, Kartoffeln usw.) lebenden Perser etwa 80 Jahre alt wurden, während die von Milch und Fleisch lebenden Äthiopier ein Lebensalter von 120 Jahren erreichten.

Ein langes Leben ermöglicht sowohl eine Ernährung die dem ersten Stoffwechselsystem angepaßt ist, als auch die Ernährung, die dem anderen System entspricht.

Für erstere können sehr alte Japaner ein Beispiel sein, für letztere der mit 168 Jahren älteste Mensch der Erde, Schirali

Mislimow im Kaukasus, der sich nur von Hühnersuppe, Käse und Joghurt ernährte.

Aber eine Mischung beider Wege, wie sie für die überkalorische Kost unserer westlichen Zivilisation typisch ist, funktioniert nicht.

Deshalb empfiehlt Lutz eine Beschränkung der Kohlenhydratzufuhr auf 6 Broteinheiten (BE) pro Tag bei freiem Fett- und mäßigem Eiweißverzehr.

Seine Erfolge bei vielen schwerkranken Patienten lassen diese Ernährungsform als durchaus sinnvoll erscheinen.

11.4 Energiereduzierte Mischkost-Diäten

Die Kalorienzufuhr schwankt zwischen 500–1 500 kcal/Tag. Bei 1 000 kcal/Tag erreicht man etwa 1 kg/Woche Gewichtsreduktion.

11.4.1 Brotdiät

1 200–1 500 kcal, 60 % Kohlenhydrate, 20 % Fett, 20 % Eiweiß, hoher Anteil an Ballaststoffen durch Vollkornbrot.

Kommentar: Wegen des hohen Getreideanteils in Kombination mit Eiweiß wirkt sie stoffwechselübersäuernd und hat, abgesehen von der Gewichtsreduktion, keinen besonderen Heileffekt.

11.4.2 Brigitte-Diät

Sie ist eine ausgewogene kalorienreduzierte Mischkost. Außer dem Gewichtseffekt hat auch sie keine besondere Heilwirkung.

11.4.3 Weight-Watchers-Programme

Langfristige Gruppentherapie unter Ausnutzung der gegenseitigen Hilfe in der Gruppe, wobei die Gewichtskontrollen motivierend wirken. Spezifische Heilwirkungen im Sinne Mayrs sind auch hierbei nicht das vorrangige Ziel.

11.5 Energiereduzierte einseitige Diäten

Kommentar: Spektakuläre Soforterfolge täuschen über fehlenden Langzeiteffekt und Nachteile durch Eiweißmast-Ernährung hinweg. „Eier-Kur", „Kartoffel-Ei-Diät", „Quark-Diät" (siehe dazu auch Kapitel 6.10).

11.6 Kohlenhydratarme Reduktionsdiäten

- Erfolg durch hohes Kaloriendefizit
- $\frac{1}{3}$ der verzehrten Energie in Form von Eiweiß „verpufft" durch die Stoffwechselbelastung beim Umbau in Kohlenhydrate.

11.6.1 Atkins-Diät

Unbeschränkte Zufuhr von Eiweiß und Fett unter Verzicht auf Kohlenhydrate.

Kommentar: Die Gewichtsabnahme ist oft beeindruckend. Über langfristige gesundheitliche Schäden im Sinne einer „Arterienverkalkung" (Eiweißmast und Fett!), Übersäuerung und Gichtbegünstigung gibt es noch keine einheitliche Meinung.

11.6.2 Hollywood-Diät

600–800 kcal/Tag vor allem durch Eiweiß (Fleisch, Fisch). Der Fettanteil ist mit 10–15 % gering.

Kommentar: Die Eiweißmast ist stoffwechselbelastend und übersäuernd. Sie fördert langfristig Gicht, Weichteilrheumatismus und Arterienverkalkung.

11.7 Energiereiche Diätform
Humplik-Diät

Die Zusammensetzung der Nahrung besteht aus Kohlenhydraten und Eiweiß, Obst und Gemüse – auch als Rohkost. Zu Beginn werden Milch, Alkohol und Süßigkeiten sowie Brot, Reis, Nudeln und Kartoffeln eingeschränkt.

Alle Genießer aufgepaßt!

6000 kcal/Tag!!! sollen eine Gewichtsabnahme von 15 kg/ Monat erzielen.

Kommentar: Das Nahrungsmittelüberangebot belastet und vergiftet den Körper derart, daß er nicht mehr normal funktionieren kann. Der Verdauungsapparat wird so krank, daß er die Nahrung nicht mehr verwertet und man dadurch an Gewicht abnimmt.

Zusammenfassung:

Bezogen auf die unter 11.6 und 11.7 beschriebenen Diäten kann man feststellen: Es ist sicher gesünder, dick zu bleiben, als mit diesen Diäten abzunehmen! Schlanksein um jeden Preis ist manchmal schlechter als eine etwas mollige Figur.

11.8 Rohkost-Therapie oder „Instinktotherapie" [5]

Der Verfechter Guy Claude Burger hat am eigenen Leib erfahren, daß der Geschmack des Menschen ein sicheres Zeichen sein kann, welche Nahrungsmittel man zu welcher Zeit in welcher Menge benötigt. Dieser natürliche Instinkt schützt ja auch Tiere z. B. vor dem Verzehr giftiger Pflanzen. Leider sei bei uns heutigen Menschen dieser Urinstinkt durch die Kochkunst ausgeschaltet worden. Durch jegliches Erhitzen der Nahrung entstehen anormale Moleküle. Die gab es im Speiseplan unserer Vorfahren noch nicht. Diese treten durch die Darmwand in das Lymphsystem ein und belasten unseren Stoffwechsel stark. Tierversuche belegen dies.

Aber auch andere Kunstgriffe an der Ernährung stören diese Steuerfunktion des Instinktes:
● mechanische Denaturierung durch Mischen, Würzen, Zerkleinern usw.
● thermische Denaturierung durch: verschiedene Garungsprozesse, Heißlufttrocknung, Kühlen, Tiefgefrieren oder Bestrahlen
● künstliche Auslese
● Verzehr von Tiermilch und ihrer Produkte
● Chemikalien: Düngemittel, Pestizide usw.

Ohne diese Störfaktoren wäre unser natürlicher Instinkt der ideale Wegweiser zur optimalen Ernährung. Unsere Enzymsysteme im Körper werden durch diese „neuen anormalen Moleküle" blockiert, was Ursache zahlreicher Erkrankungen sein soll.

Durch Schwerstkranke sollen bei reiner Rohkosternährung entsprechend ihrem Bedarf teilweise unglaubliche Mengen bestimmter Nahrungsmittel aufgrund dieses Instinktes verzehrt worden sein: z. B.

151 Eigelb in 2 Tagen

67 Bananen an 1 Tag

16 Melonen von je 500 g bei einer Mahlzeit

1,35 kg Honig bei einem Nachtisch

Das einzige Kriterium, wann das Essen zu beenden ist, ist nach Burger neben dem Sättigungsgefühl das Umschlagen des Geschmacks an einer Speise von angenehm auf bitter. Instinkt, Geschmack, Bedarf des Organismus und Verdauungsleistung sollen dabei harmonisch aufeinander abgestimmt sein.

Betreffs des Fleischkonsums sagt Burger, der Mensch sei zwischen Fleisch- und Aasfressern angesiedelt. Deswegen sei ihm nur abgehangenes und nicht Fleisch von einem frisch geschlachteten Tier zuträglich.

Er zieht auch die Bibel heran:
– demnach bezieht sich das Gebot „Du sollst nicht töten" nach der wörtlichen Übersetzung aus dem hebräischen Text nicht auf den Schlachter, sondern auf den Mörder. Dies beträfe auf dem Ernährungssektor nur die Kannibalen. Weiterhin sind dort die Tiere aufgeführt, deren Fleisch man essen darf. Schwein, Pferd und Raubtiere sind natürlich nicht darunter, ebensowenig wie Delphin oder Hai. „Alles, was gespaltene Klauen hat, ganz durchgespalten, und wiederkäut unter den Tieren, das dürft ihr essen… Alles aber, was nicht Flossen und Schuppen hat im Meer und in den Bächen… soll euch ein Greuel sein" (3. Buch Mose, Kap. 11). Burger propagiert nach seinem Credo den rohen Fleischverzehr.

Kommentar: Der Grundgedanke der kybernetischen Steuerung der Nahrungsaufnahme über den Geschmack/Instinkt ist sicherlich richtig. Nachvollziehbar ist auch die Aussage, daß wir unse-

ren natürlichen Instinkt durch raffinierte Kochkunst vorsätzlich täuschen. Seine daraus abgeleiteten Schlußfolgerungen und Ernährungsempfehlungen gehen über das, einem normalen Menschen zumutbare Maß hinaus. Ob sie richtig sind, wird die Zukunft zeigen. Eine Gruppe seiner Anhänger lebt streng in diesem Sinne. Für mögliche Nachahmer möchte ich aber auf jeden Fall vor Experimenten warnen, die von ihm empfohlen werden:
- giftige Pilze roh essen, solange sie schmecken
- Darminfektionen (Würmer, Salmonellen usw.) sollen bei reiner Rohkosternährung nicht auftreten, da das Immunsystem diese beherrschen würde.

Auch die Frage der BSE (bovine spongiöse Enzephalopathie) muß beachtet werden. Diese Rinderseuche wird durch ein Virus hervorgerufen, welches durch Verfütterung von infizierten Schafskadavern an Rinder in England übertragen wurde. Von dort wird sich die Seuche ausbreiten. Das Virus vermehrt sich sehr langsam im Gehirn und Nervensystem des Rindes. Falls eine Infektion des Menschen möglich ist, werden Folgeerscheinungen (Wahnsinn, Tod) erst nach etwa 15 Jahren eintreten.

Durch diese lange Ruhepause des Virus im Körper ist die Seuche so heimtückisch. Sie ähnelt sehr der Creutzfeld-Jakob Krankheit. Diese wurde an Kannibalen in Papua-Neuguinea beobachtet, die das Gehirn getöteter Feinde verzehren. Die Rinderseuche scheint damit verwandt zu sein. Also Vorsicht mit solchen Empfehlungen! Selbst wenn rohes Fleisch wertvolle Vitalstoffe enthalten würde, ist die Gefahr größer als der Nutzen.

Zusammenfassend kann man mit dem Ausspruch von Prof. Pirlet Irrwege in der Ernährung vermeiden: „Das Maß aller Diätetik ist nicht das Nahrungsmittel, sondern der Mensch, der es verzehrt". Deshalb ist die gründliche Untersuchung eines Menschen nach den Kriterien Mayr's die Basis jeglicher individueller Ernährungsempfehlungen. Nun steht neben der Nahrungsauswahl noch das Problem der Menge:

Der Religionsgründer Mohammed sagte über den Tod: „Der Mensch betritt diese Welt mit einem bestimmten ihm zugeteilten Quantum Nahrung und ist diese aufgebraucht, so stirbt er."

Dieser Satz wurde in den USA durch Versuche mit Mäusen bewiesen. Eine unterkalorische Kost verlängert das Leben. Damit ist nicht gemeint, daß man sich nicht mästet. Nein: 40 % weniger als die übliche Normalkost, die Normalgewicht erzeugt, führt zur Lebensverlängerung. Dies sollte man eigentlich zweimal lesen!

Übrigens, Mohammed hat auch ausdrücklich den Verzehr von Schweinefleisch untersagt. Sicher waren dafür vor allem hygienische Bedenken ausschlaggebend. Heute befaßt sich die Homotoxikologie mit dieser Frage eingehender.

11.9 Homotoxikologie

Reckeweg [50] erläutert aber aus der heutigen Sicht immunologische Ähnlichkeiten zwischen Mensch und Schwein. Deshalb soll der Verzehr von Schweinefleisch, auch wenn es ein kerngesundes „Bio"-Schwein ist, zu Fehlreaktionen im Immunsystem führen. Allergien jeglicher Art, Autoaggressionskrankheiten wie z.B. Gelenkrheumatismus und bösartige Erkrankungen sind bekanntermaßen Immunstörungen.

Kommentar: Der wissenschaftliche Nachweis dieser Wirkungen des Schweinefleisches ist schwer zu führen. Es ist jedem anheim gestellt, bei ernsteren Gesundheitsstörungen oder auch vorbeugend den Effekt eines Verzichts auf Schweinefleisch selbst zu überprüfen. Ein gewisses Vertrauen auf jahrtausendealte Menschheitserfahrungen, wie sie im Alten Testament schon niedergeschrieben sind, ist aber sicher angebracht (3. Buch Mose, Kap. 11).

11.10 H. u. M. Diamond: „Fit fürs Leben" [11]

Es werden Abmagerungsdiäten abgelehnt. Wie das Wort Diät schon sagt, sind sie nur vorübergehend und deshalb auf Dauer wirkungslos. Ziel ist vielmehr eine dauerhafte Ernährungsumstellung. Diese Idealkost soll aus Nahrung mit hohem Wassergehalt bestehen (70 %), ähnlich wie unser Körper und unser Planet, die Erde. Das sind Obst, Gemüse und Salate – das ist Sonnenkost. Alles andere ist konzentrierte Nahrung, d.h. der Wassergehalt wurde reduziert.

Unsere Nahrung sollte demzufolge zu 70 % aus Obst, Gemüse und Salaten bestehen. Die restlichen 30 % können Konzentrate sein: Brot, Getreide, Fleisch, Milchprodukte, Hülsenfrüchte usw. Diese Nahrungszusammenstellung finden wir tatsächlich in der traditionellen Kost der langlebigsten und gesündesten Völker der Erde, als da sind: Die Abchasen im Kaukasus, die Vilcabambanen in Ecuador und die Hunzas in Pakistan.

Nach Diamonds Auffassung ist der menschliche Organismus nicht dafür geschaffen, im Magen mehr als eine konzentrierte Nahrung gleichzeitig zu verdauen. Er führt anthropologische Untersuchungsergebnisse anhand von Zähnen über die Ernährung unserer Vorfahren an. Danach waren alle unsere Vorfahren überwiegend Früchteesser!

Nach dem Essen von Obst sollten bis zum Verzehr anderer Speisen 20–30 min Zeit vergehen, damit das Obst den Magen verlassen kann.

Bananen und Trockenfrüchte benötigen dazu 45–60 Minuten. Nach dem Verzehr der genannten „Konzentrate" sollen mindestens 3 Stunden vergehen, bevor wieder Obst gegessen wird, nach Fleisch 4 Stunden. Das gilt aber nur bei richtiger Zusammensetzung der Nahrung. Wenn mehrere Konzentrate gleichzeitig gegessen werden, beträgt die Magenverweildauer mindestens 8 Stunden.

Die makrobiotische Kost, die ansonsten viele richtige Grundregeln hat, mißachtet aber die große Bedeutung frischen Obstes. Dies ist nach Diamonds Erfahrungen ihr Hauptfehler. Die Aminosäuren, die der Mensch unbedingt von außen aufnehmen muß, um sein eigenes Eiweiß zu bilden, sind alle in folgenden Früchten und Gemüsen enthalten:
● Karotten, Bananen, alle Kohlarten, Mais, Gurken, Auberginen, Bohnen, Erbsen, Kartoffeln, Süßkartoffeln, Kürbis, Tomaten, alle Nüsse, Sonnenblumen- und Sesamkerne sowie Erdnüsse.

Somit benötigen wir überhaupt kein Fleisch zur Deckung des Eiweißbedarfes. Wir sind auch nicht physiologisch auf Fleischverzehr eingerichtet. Unser Gebiß, die Zusammensetzung unseres Speichels, der Aufbau unseres Magens, die Länge unseres Darmes, der Harnsäureabbau in der Leber, die Form und Funktion unserer Hände sind wesentlich besser zum Pflanzenverzehr geeignet. Menschen besitzen nicht eine einzige anatomische Voraussetzung, die darauf hinweist, daß sie zum Reißen, Aufschlitzen und Zerreißen von Fleisch für den Verzehr geschaffen sind. Psychologische Faktoren kommen noch dazu.

Als Testperson empfiehlt Diamond ein kleines Kind zusammen mit einem Apfel und einem Kaninchen im Laufstall. Wenn das Kind das Kaninchen ißt und mit dem Apfel spielt, ist das ein Beweis für den genetisch verankerten Fleischverzehr des Menschen. Dieser Beweis wird kaum zu führen sein. Für Menschen, die gerne Fleisch essen, wird empfohlen, dies möglichst spät am Tage zu verzehren (im Gegensatz zur Empfehlung der Hay'schen Trennkost).

Kommentar: Der Grundgedanke eines stärkeren Obst- und Gemüseverzehrs ist gut und richtig. Auf die Problematik der Gärung bei Mischen verschiedener Obstsorten sowie beim abendlichen Verzehr muß aus der Sicht F. X. Mayr's unbedingt hingewiesen werden.

Es gibt häufig den sogenannten Umkippeffekt: Jede Umstellung der Ernährung bessert anfänglich das Befinden, auch wenn sie auf Dauer unpassend ist. Erst der Langzeiteffekt über ein halbes bis ein Jahr entscheidet über den gesundheitlichen Wert. Bei der Vielzahl der verschiedenen Ernährungslehren würde aber ein Menschenleben vergehen, wollte man nach dem Prinzip „Versuch und Irrtum" die richtige Kost erproben. Diese unnötigen Irrwege wollen wir Ihnen ersparen, indem wir die Grobschablone der Mayr-Lehre zur Bewertung anlegen. Danach bleibt Ihnen nur noch das Ausprobieren der persönlichen Details als lösbare Aufgabe.

Nun möchte ich noch einen prinzipiellen Gedanken zum teilweise idealistisch verklärten rohen Obst- und Gemüseverzehr äußern.

Bruce Ames von der Universität von Kalifornien (Berkeley) [3] gibt an, daß die überwältigende Mehrheit (99,99 %) der Pestizide, die der Mensch mit der Nahrung aufnimmt, nicht aus der Chemie, sondern aus Pflanzen stammt. Als Schutzmechanismus bilden Pflanzen diese krebserregenden Stoffe selbst. Somit tragen Obst- und Gemüse nicht nur zur Entgiftung des Körpers bei. Diesen kleinen Wermutstropfen in der schillernden Lobpreisung der Pflanzenkost muß man gerechterweise miterwähnen.

11.11 W. Glenk und S. Neu: „Enzyme" [16]

Der in Wien gebürtige geniale Forscher Prof. Wolf hat in den USA gemeinsam mit seiner Mitarbeiterin Benitez die aus der Biochemie bekannten Enzyme in Nahrungsmitteln nachgewiesen und medizinisch nutzbar gemacht. Enzyme fördern je nach ihrer Aufgabe bestimmte Umwandlungsprozesse in Lebewesen. Ein Mangel an Enzymen im Darm durch Schwäche der Organe Magen, Bauchspeicheldrüse, Dünndarm führt zur Minderernährung des Organismus mit lebenswichtigen Stoffen bei gleichzeitiger Vergiftung aus dem Darm. Deshalb sind enzymhaltige Nahrungsmittel in der richtigen Menge gesundheitsförderlich. Dazu gehören alle naturbelassenen rohen Gemüse und Obst sowie gekeimte Getreide. Besonders reich an solchen Enzymen sind Papaya, Ananas, Mango und Feigen in frischer, roher Form. Die nach den Initialen von Wolf und Benitez bekannten Enzymkonzentrate als Medikament – Wobe-Mugos, Wobenzym – sollen aber nicht die Verdauung fördern, sondern in das Blut eindringen. Dort sollen sie Stoffwechselschlacken, vor allem aber zirkulierende Immunkomplexe auflösen. Damit ergibt sich ein eleganter therapeutischer Ansatzpunkt bei zahlreichen chronischen Krankheiten:
Gelenkrheumatismus
Multiple Sklerose
Immunschwäche
Krebs
Herzinfarkt und Thrombosen

Betreffs des Krebses besteht die Wirkung der Enzyme in einer Entlarvung getarnter Krebszellen. Danach können die körpereigenen „Sondereinsatzkommandos", die Immunzellen, die entlarvten Krebszellen vernichten.

Die Enzyme entlarven aber nicht nur die Krebszellen, sondern aktivieren zusätzlich das Immunsystem. Dies geschieht durch Freisetzung des sogenannten TNF, des Tumorzellnekrosefaktors. Dieser Prozeß geht mit Fieber einher und ist normales Resultat jedes üblichen fieberhaften Infektes. Auch aus diesem Grunde kommen fiebersenkende Mittel bei akuten Infekten einer Entwaffnung unserer Abwehrkräfte gleich.

Betreffs des Herzinfarktes besteht der Schutzmechanismus der Enzyme in einer Hemmung der Blutgerinnung bzw. schnelleren Auflösung von Blutgerinnseln. Nicht umsonst also war Dr. Wolf mit seinen Medikamenten der begehrteste Arzt der High Society von New York bis Hollywood.

Kommentar: Diese Wirkungen lassen Enzyme als wahre Wunderwaffen gegen viele chronische Krankheiten erscheinen. Wunder als solche gibt es in der Medizin recht selten. Aber als unterstützende Maßnahme sollten Enzympräparate bei den genannten Krankheiten auf keinen Fall fehlen. Der gerinnungshemmende Effekt muß natürlich vom Arzt berücksichtigt werden. Dies ist besonders dann wichtig, wenn andere gerinnungshemmende Medikamente genommen werden (wie z.B. Marcumar, Aspirin oder Fischöl).

Aber die natürliche Form der Enzymlieferanten, die oben genannten Obstsorten, sind prophylaktisch und auch zur Verdauungsförderung eigentlich der „Geheimtip" für Sie. In diesem Falle brauchen wir also nicht wie so oft Verzicht zu predigen, sondern können Ihnen den Verzehr einer sehr appetitlichen Nahrung empfehlen.

11.12 Schroth-Kur

Die Schroth-Kur [55] hat drei Prinzipien:

1. **Heilfasten** (mit Gabe von Kohlenhydraten wie Semmel und Zwieback).
2. **Dunstwickel** (zur Erzeugung eines künstlichen Fiebers, welches schon im Altertum als Wundermedizin geschätzt wurde).
3. **Wechsel von Trocken- und Trinktagen** (wobei die gesamte Flüssigkeitszufuhr an Trockentagen aus $\frac{1}{8}$ l und an Trinkta-

gen aus $\frac{3}{4}$ l trockenem Wein besteht. Diese Menge kann teilweise durch Tee oder Haferschleim ersetzt werden).

Daß der Alkohol bei gänzlichem Verzicht auf Fett und Eiweiß keine Leberbelastung darstellt, hat Dr. Schroth am Verlauf der Leberwerte während der Kur eindrucksvoll nachgewiesen [55].

Kommentar: Die Trinkmenge ist aber auch an den Trinktagen sehr gering. Damit unterscheidet sich die Schroth-Kur grundsätzlich von allen anderen Fastensystemen.

Wegen des fiebersenkenden Effekts sind während der Kur auch sämtliche äußerlichen Wasseranwendungen wie Duschen, Baden, Sauna usw. verboten.

Das Kontrastprinzip: Trocken- und Trinktage plus künstliches Fieber stellt schon eine große Stoffwechselbelastung dar. Das Ziel ist nicht so sehr Schlackenausscheidung, sondern vielmehr Schlackenverbrennung und Immunstimulation. Dazu bedarf es einer sehr robusten Gesundheit, über die ein Großteil der Menschen heute nicht mehr verfügt. Weniger belastendes Heilfasten, welches die Schlackenausscheidung zum Ziel hat, wie die Mayr-Kur, ist für diese Patienten besser geeignet.

11.13 Linus Pauling: „Das Vitaminprogramm"

Mit wissenschaftlicher Akribie belegt Professor L. Pauling den Nutzen von größeren Mengen Vitamin C und anderer Vitamine. Der zweifache Nobelpreisträger L. Pauling konzentrierte seine Forschungen in den letzten 3 Jahrzehnten seines Lebens auf die Ernährung, vor allem die Vitamine und darunter besonders auf das Vitamin C. Diese Tagesdosen liegen etwa bei dem 3fachen Wert der von der Ernährungswissenschaft bislang empfohlenen Richtwerte, beim Vitamin C mit 2,3g/Tag sogar beim 40fachen.

Als Maßnahmen zur Verbesserung des Gesundheitszustandes und zur Verlängerung des Lebens empfiehlt Professor Pauling folgendes Programm:

Tägliche Einnahme von

- 6000–18000 mg Vitamin C (6–18 g) als Pulver (Natriumascorbat)
- 400–1600 IE Vitamin E
- 25000 IE Vitamin A
- B-Vitamine

Diese Vitaminmengen sind in der Tagesration eines Erwachsenen enthalten, wenn er rohe natürliche pflanzliche Lebensmittel in einer Menge zu sich nimmt, die 2500 kcal enthalten.

Diese Megadosen entfalten neben ihrer reinen Stoffwechselwirkung als Vitamin möglicherweise auch eine Wirkung wie ein richtiges Arzneimittel. Dabei ist vor allem an die Schutzwirkung gegen Schnupfen und Grippe und die laxierende Wirkung bei Obstipation durch Vitamin C, ebenso an die Hilfe gegen Gelenkabnutzung durch Vitamin E gedacht.

Diese Beispiele verdeutlichen den Inhalt des Begriffs „**Orthomolekulare Medizin**", wie er von Prof. Pauling geprägt wurde. Er bezeichnet damit *die Erhaltung eines guten Gesundheitszustands und die Behandlung von Krankheiten durch die variable Konzentration von Substanzen im menschlichen Körper, die normalerweise im Körper vorhanden und für die Erhaltung der Gesundheit notwendig sind.* Sein Lebensalter von 93 Jahren spricht zumindest nicht gegen seine Theorie!

Da aber die Bedürfnisse der einzelnen Menschen individuell stark variieren, ist es sicher besser, durch Laborbestimmungen oder auch mit bioenergetischen Testverfahren, (z. B. Kinesiologie) den persönlichen Vitamin- und Mineralstoffbedarf zu bestimmen. Außerdem gibt es Hinweise, daß Vitamine und Mineralstoffe aus natürlichen, d. h. pflanzlichen Quellen bis zu 40mal wirksamer sind, als künstlich hergestellte! Damit reduzieren sich die erforderlichen Vitaminmengen auf ein erträgliches Maß, wenn man sie mit rohem Obst, Gemüsesäften oder Keimölen zu sich nimmt.

Im übrigen vertreten wir Mayr-Ärzte den Standpunkt, daß die intakte Darmfunktion für Ihre Vitaminversorgung weitaus bedeutsamer ist, als die zusätzliche Zufuhr an Vitaminen und Mineralstoffen.

Eine grundlegende Aussage von Professor Pauling soll noch besonders hervorgehoben werden.

Die Zunahme der koronaren Herzkrankheit mit der Folge von Herzinfarkten ist in Wahrheit nicht hauptsächlich durch den zunehmenden Fett- und Cholesterinverzehr verursacht. Parallel dazu hat in den letzten 40 Jahren auch der Zuckerkonsum drastisch zugenommen von 10 kg auf 70 kg pro Person im Jahr (USA = Spitzenwert).

Der Rohrzucker ebenso wie Honig besteht zur Hälfte aus Traubenzucker (Glucose) und Fruchtzucker (Fructose). Die Glucose wird unter Verbrauch von Insulin in den Körperzellen zu Kohlendioxid und Wasser verbrannt. Die Fructose hingegen wird bei Verzehr von mehr als 8 Gramm pro Tag teilweise zu Essigsäure abgebaut, woraus die Leber wiederum selber große Mengen Cholesterin herstellt. Deshalb steigt bei zunehmendem Zuckerkonsum der Cholesterinspiegel an.

Das Süßen mit Süßstoff oder Traubenzucker (Glucose) im Vergleich zu herkömmlichem Zucker ist somit cholesterinspiegelsenkend.

12 Säure-Basen-Tabellen der Nahrungsmittel und Hinweise zur Basentherapie

12.1 Säure-Basen-Tabelle der Nahrungsmittel

Eine umfassende Abhandlung über die Umkehrwirkung basischer Lebensmittel zu Säurespendern beim Verzehr zu großer Mengen finden Sie im Buch: „Die F. X. Mayr-Kur... und danach gesünder leben. Darmreinigung, Entschlackung, gesündere Ernährung". Karl F. Haug Verlag, Heidelberg 1991. S. 88–90.

I. Säurewirkung durch

a) Säurelieferanten (Sie führen Säuren zu oder lassen sie im Stoffwechsel entstehen, wie Harnsäure.)

Fleisch: Geflügel, Wild, Würste, Speck, Innereien, Rindsuppe (Bouillon), Fleischextrakt;

Fisch (am wenigsten Lachs); Weichtiere (Muschel, Schnecken), Krustentiere (Krabben, Hummer).

Käse, Quark.

Ei, Eierspeisen.

Hülsenfrüchte, insbesondere Linsen, Erbsen (Ausnahme: Sojabohnen sind basisch).

Sonstige: Erdnüsse, Spargel, Rosenkohl, Artischocken, Senf, Essig.

Bohnenkaffee (Kaffeesäure!), *Alkohol,* besonders Likör, am wenigsten Bier, kohlensäurereiche Getränke, Sekt.

b) Säureförderer durch Basenentzug („Basenräuber")*

Fabrikzucker, Süßigkeiten, Konfekt, Schokolade, Speiseeis usw.

Getreide, Weißmehl und Weißmehlprodukte, Gebäck, Teigwaren, Nudel, Makkaroni, Kuchen usw.; auch Vollwertgetreide, Vollkornbrot, Grau- und Schwarzbrot, Vollreis, Buchweizen, Roggen, Gerste, Weizen. Am wenigsten säuernd: Hirse (= neutral), Dinkel, Mais, Haferflocken.

Fette und Öle (nur falls gehärtet, raffiniert), Konsummargarine, billige Salatöle.

Industriekost, alle durch industrielle Bearbeitung, Haltbarmachung, Sterilisierung veränderte oder mit chemischen Zusätzen versehene Nahrungsmittel, Konservenpräparate, Industrie- und Limonadengetränke.

Saures Obst, saure Beerenfrüchte, Zitrusfrüchte, Früchtetee, Fruchtsäfte.

---

* Solche Nahrungsmittel gehen im Körper Verbindungen mit basisch wirkenden Substanzen ein und beseitigen ihre basische Wirkung.

II. Basenwirkung durch
Basenspender (Sie führen Basen zu oder lassen im Stoffwechsel Basen entstehen bzw. puffern Säuren ab.)
Kartoffel, besonders Pellkartoffel (nicht Pommes frites!)
Milch, Vorzugsmilch, Rahm, Sahne.
Blattgemüse, Salate, Mangold, Spinat, Endivien, Zichorie, Sellerie.
Wurzelgemüse, Karotten, Radieschen, schwarzer Rettich, Rüben, Petersilwurzel (alles, was in der Erde wächst ist besonders basisch).
Gemüse und Gemüsefrüchte, Gurke, Kürbis, Melone, Blumenkohl, Kohlrabi, Kraut, Kichererbsen, Paprika, auch Sellerie, Zwiebel, Knoblauch, Kastanien, Sojabohnen, Gemüsesuppen, Oliven.
Obst (nur wenn voll ausgereift, nicht sauer schmeckend und nur in kleinen Mengen verzehrt), Apfel, Birne, Pfirsich, Beerenobst, des weiteren Dörrobst (getrocknete Feigen, Rosinen, Korinthen), Banane.
Gewürz- und Wildkräuter (einheimisch), Dill, Sellerie, Kresse, Schnittlauch, Majoran, Thymian, Rosmarin, Salbei, Oregano; Löwenzahn, Brennnessel u. a.
Sonstiges: Melasse, Blut, Pilze, Kokosnüsse, Haselnüsse, Mandeln (Mandelmilch), Eidotter, Lecithin.
Mineralwasser basisch (Kohlensäure aussprudeln). Milde, nicht sauer schmeckende Heilpflanzentees, schwarzer Tee in kleiner Menge.

III. Nahrungsmittel im Säure-Basen-Gleichgewicht
Wasser, naturbelassene, kaltgeschlagene Fette und Öle, gute Butter, Hirse, Sauerkraut.

Sinnvolle Kombination der säure- und basenspendenden Kost

Kombinieren Sie säurespendende Kost tunlichst mit Basenspendern! Meiden Sie die Kombination mehrerer säurespendender Nahrungsmittel miteinander! Essen Sie also zu Fleisch oder Fisch Kartoffeln, Gemüse, Salat usw., aber nicht Teigwaren wie Nudeln, Spätzle und auch nicht Reis!

Ganz verkehrt ist die heute übliche Gasthauskost und die neue französische Küche (nouvelle cuisine). Dabei wird fälschlicherweise alltäglich Fleisch oder Fisch serviert, noch dazu in zu großen Mengen, oft mit weiteren Säurespendern kombiniert, und mit Gemüseportionen, die im Verhältnis viel zu klein sind. Wenn der Salat (basisch) auch noch mit Weinessig (sauer), billigem Salatöl (sauer) und Zucker (sauer) angemacht wird, verstärkt er außerdem die übersäuernde Wirkung der Mahlzeit.

Gute Kombination

Fleisch-
gerichte
Fisch
Wurstwaren ⎫
Eierspeisen ⎬ SAUER+BASISCH ⎨
Käse
Quark

Gemüsesuppe
(Basensuppe)
Salate
Kartoffeln
Gemüse
Gemüsesauce mit Rahm
Frischkräuter

Gute Kombination

Getreide-
gerichte
wie Buchwei-
zenauflauf
Dinkel-
frikadelle ⎫
Hafer- ⎬ SAUER+BASISCH ⎨
schnitzel
Maisauflauf
Reisspeisen
Saures Obst

Gemüscbrühe
Basensauce mit Rahm

Wurzelgemüse, Frisch-
kräuter
Salate
Gemüsefrüchte
Sojasauce
Apfelcreme m. Schlagrahm

Schlechte Kombination

Fleischgerichte
Fisch
Wurstwaren ⎫
Eierspeisen ⎬ SAUER+SAUER ⎨
Käse
Quark

Rinderbrühe
(Bouillon, Consommé)
Teigwaren,
auch Vollwertteigwaren
Spätzle usw.
Reis, auch Vollwertreis
Gebäck, Kuchen u. a.
Süßspeisen
Sauermilch in größerer
Menge
Saures Obst

Schlechte Kombination

Weißmehlprodukte wie Semmelknödel, Nudeln Spaghetti usw., Reis Weißbrot, Semmeln Süßspeisen Fertig-Pudding (Vollwert)-Kuchen Torten	} SAUER+SAUER {	Rinderbrühe Fleisch- und Wurstwaren Eier, Käse, Quark Bohnenkaffee Colagetränke Limonaden Fruchtsäfte Wein, Schnaps

12.2 Quantitative Bewertung der Säure- bzw. Basenwirkung der Nahrungsmittel

Nahrungsmitteltabelle nach *Rumler/Schöttl* [53] in gekürzter Form.
(entnommen aus: Worlitschek, M.: Praxis des Säure-Basen-Haushaltes.
2., erw. Aufl., Karl F. Haug Verlag, Heidelberg 1993)

Basenüberschuß	*mval.**	*Säureüberschuß*
Weiße Bohnen (frische), grüne Erbsen, Grün-, Rot- und Wirsingkohl, Kohlrüben, Kürbis, Meerrettich, grüner Paprika, Schwarzwurzeln, Wassermelonen, Zwiebeln, Champignons, Reizker, Knoblauch, Äpfel, Birnen, Erd-, Heidel-, Johannis-, Moosbeeren, Sauerkirschen, Buttermilch, Molke, Joghurt.	1–3	Hirse, getrocknete Erbsen, Haselnüsse, Mandeln.
Blumen-, Spargel- und Weißkohl, Brunnenkresse, Endiviensalat, Zichorien, Radieschen, schwarzer Rettich, Sauerkraut, Tomaten, Pfifferlinge, Steinpilze, Ananas, Aprikosen, Bananen, Brom-, Himbeeren, Datteln, Pfirsiche, Pflaumen, Frauen-, Kuh-, Mager-, Schafs- und Ziegenmilch, Rahm, Sahne, Blut.	4–6	Vollkornprodukte, Zwieback, geschälter Hafer, Maisstärke (Mondamin), Cornflakes, Reisstärke, Artischocken, Preiselbeeren, Schweineschmalz, Camembert, Emmentaler, Limburger, Parmesan, Rahmkäse, Kabeljau (Dorsch).

* mval = millival

Basenüberschuß	mval.*	Säureüberschuß
Gurken, Kartoffeln, Kohlrabi- und Porreeknollen, Kopfsalat, Sellerieblätter, Schnittlauch, Zichorienwurzel, Zuckerrübe, Eßkastanie (Maronen).	7–9	Kommiß-, Weiß- und Knäcke-brot, geschälter Weizen, Walnüsse, Margarine, Eiweiß, Gans, Kalb (gekocht), Kalbs-herz, -Leber, -Niere und -Zunge, Hammel, Aal, Forelle, Flunder, Heilbutt, Hummer, Seelachs.
Weiße Bohnen (getrocknet), Lauchblätter, Karotten, rote Rübenknollen, Sellerieknollen, Topinambur.	10–15	Roggen-, Weizen-, Graubrot, Gerste, Haferflocken, Reis, Roggen, Teigwaren, Weizen-graupen, Pferdebohnen, Rosen-kohl, Palmin, Hase, Kaninchen, Schwein, Schinken, Hecht, Flußlachs, Rotzunge, Schleie.
Melasse, Dill, Löwenzahn, Mandarinen, Spinat.	16–20	Ungeschälter Reis, getrocknete Linsen, Erdnüsse, Paranüsse, Quark (mager und fett), Hand-käse, Schellfisch, Zander.
Getrocknete Früche (Rosinen, Feigen, Datteln, Bananen usw.), Oliven.	über 20	Gerstengrütze, Gerste (Malz-keime), Ente, Huhn, Kalb, Reh, Hirsch, Rind roh.

12.3 Rezeptur der bei einer Mayr-Kur angewandten Basen-gemische (nach Rauch)

Rp. Basenpulver	BP 1	BP 2	BP 3
Natriumhydrogencarbonic.	150,0	80,0	85,0
Calciumcarbonic.		30,0	100,0	70,0
Kaliumhydrogencarbonic.	10,0	10,0	10,0
Natriumphos. monohydrogenic.	10,0	10,0	10,0
Kalium citric.			15,0
Magnesium citric.			10,0
(Aetherol citric. gtt. Nr. 2)			

M. D. S. Basenpulver ......, 1 Teel. auf $\frac{1}{4}$–$\frac{1}{2}$ l Wasser

Indikation: BP1-Starke Übersäuerung (Rheumatiker, Gastritis)
BP2-Standardpulver für Mayr-Kur
BP3-Magnesium-Kaliumsubstitution bei
Wadenkrämpfen

Für Langzeitfaster (über 2 Wochen) sollte zusätzlich das Fertigpräparat Basica gegeben werden, da es notwendige Spurenelemente enthält.

Basensalbe:
Rp Natriumhydrogencarbonic.   3,0
Aqua dest.   22,0
Eucerin anhydric.   50,0
Ol rosaceae   0,2

M. f. ungt.

Indikation: durch Übersäuerung bedingte Hautreizungen (z. B. Brennen am After bei „scharfem" dünnflüssigem Stuhlgang im Rahmen einer Fastenkur).

Eine Bewertung weiterer handelsüblicher Präparate finden Sie bei Worlitschek [73] sowie im Anhang Punkt 10 (Kaiser-Natron).

Rezept der „Basenbrühe" [48]
2–3 Liter Wasser
500–700 g Gemüse (nach der Jahreszeit gemischt: z. B. Karotten, Sellerie, Stangensellerie, Fenchel, Petersilienwurzel, auch Kartoffel)
2   Lorbeerblätter
1 Teel.   Wacholderbeeren
      Muskatnuß frisch gerieben evtl. Liebstöckel und Selleriegrün

Gemüse sehr klein schneiden, in kaltes Wasser geben und Gewürze 20–30 Minuten „köcheln" lassen, durch Haarsieb abgießen, mit Salz und Hefewürze abschmecken. Auch Einfrieren möglich – sowie Verwendung als Speisezusatz z. B. zu Haferflocken.

13 Tabelle passender Nahrungsmittelkombinationen für die Dauerernährung (Hay'sche Trennkost) nach Schweitzer [57]

	Kombinieren gut mit	Kombinieren schlecht mit
Süße Früchte	Milch jeder Art und Joghurt	*saure Früchte, Stärke* (Spaghetti, Nudeln, Brot, Kartoffeln, Reis, Kuchen), *Eiweiß* (Fleisch, Fisch, Käse, Eier)
Saure Früchte	Nüsse aller Art, aber nicht gesalzen, andere saure Früchte	allen *süßen Früchten, Stärke* (Spaghetti, Nudeln, Brot, Kartoffeln, Reis, Kuchen), *Eiweiß (Fleisch, Fisch, Käse, Eier)*
Gemüse	Eiweiß (Käse, Fleisch, Fisch, Eier) Stärke (Nudeln, Brot, Kartoffeln, Reis, Kuchen), Öl	*Früchte, Milch, Zucker*
Fleisch, Fisch	Gemüse aller Art, aber nicht in Öl gebacken	*Früchte, Milch, Joghurt, Zucker, Stärke* (Spaghetti, Nudeln, Brot, Kartoffeln, Reis, Kuchen), *anderes Eiweiß* (Ei, Käse, Nüsse)
Nüsse	Saure Früchte aller Art	*Milch, Stärke* (Spaghetti, Nudeln, Brot, Kartoffeln, Reis, Kuchen) *Eiweiß* (Fleisch, Fisch, Käse, Eier), Öle und Fette, süße Früchte
Käse	Gemüse aller Art	*Stärke* (Spaghetti, Nudeln, Brot, Kartoffeln, Reis, Kuchen) *Eiweiß* (Fleisch, Fisch, Ei, Käse, Nüsse), jegliches Obst, Öle und Fette, alle Früchte, Bohnen

	Kombinieren gut mit	Kombinieren schlecht mit
Milch	Am besten allein	Mäßig mit Stärke (Brot, Kartoffeln, Reis, Kuchen).
Öle, Fette	Stärke (Spaghetti, Nudeln, Brot, Kartoffeln, Reis, Kuchen), Gemüse aller Art.	Alle Proteine (Fleisch, Fisch, Ei, Käse, Nüsse) und alle Früchte
Getreide	Milch	Allem. Mäßig mit Milch
Stärke (Spaghetti, Nudeln, Brot, Kartoffeln, Reis, Kuchen, Haferflocken)	Gemüse aller Art, Öl	Obst, Marmelade, Fleisch, Fisch, Eier, Käse, Nüsse
Bohnen	Gemüse, Öl	Obst aller Art, Fleisch, Milch, Käse, Nüsse, Eier

14 Einige Hinweise für körperliche Übungen im täglichen Leben nach der Mayr-Kur

Nach Rücksprache mit Ihrem Arzt können Sie ein körperliches Gesundheitstraining beginnen. Dafür sollen Ihnen die folgenden Hinweise dienlich sein:

1. Ausdauertraining im „Fettstoffwechselbereich" zur Senkung von erhöhtem Blutdruck, erhöhten Blutfetten und Blutzucker sowie zum Streßabbau.

Optimal sind 2–4 Stunden/Woche Bewegung mit Herzfrequenz um 120/min (je nach Alter zwischen 100–140/min) nach dem Prinzip: „Lang und langsam trainieren". Dies entspricht einem zusätzlichen Energieumsatz von 2000–4000 kcal/Woche. Günstig ist eine Belastung von 90 Minuten und länger, weil dabei fast ausschließlich Fett verbrannt wird. Die Belastungsreize sollten idealerweise täglich, mindestens aber jeden zweiten Tag erfolgen, da die Effektivität bei längeren Intervallen sinkt (Begründung: Die Enzymeiweiße aller Zellen werden binnen 2 Tagen vollständig erneuert [38]).

Zu empfehlen sind Bergwandern, Joggen, Schnellgehen („Walking"), Radfahren, Schilanglauf, Rudern, Schwimmen…, kurzum alle Sportarten, bei denen eine Entfernung zurückgelegt wird.

Dadurch erzielen Sie auch eine gute Gewichtsreduktion. Zur Entlastung von Wirbelsäule und Gelenken ist bei Übergewicht Laufen durch Radfahren, Schwimmen, evtl. auch Rudern zu ersetzen.

Beim Schwimmen ist dem Rücken- und Freistilschwimmen der Vorzug zu geben. Brustschwimmen belastet die Kniegelenke stärker und auch die Lendenwirbelsäule. Läufe bitte nicht auf Asphaltstraßen durchführen wegen der enormen Belastung von Gelenken, Bandscheiben und Sehnen.

Beim Radfahren möglichst Rennpedale verwenden, wegen der günstigen Zug-Druck-Belastung der Kniegelenke. Beim

Mountain-Bike-Fahren gilt dies nicht (Unfallgefahr mit Renn-pedalen im Gelände), es sei denn, man verwendet die neuen Si-cherheitspedale mit Selbstausrasten beim Sturz. Beim Schi-langlauf ist der klassische Diagonalschritt dem „Skating" vorzu-ziehen. Das so genannte „Druckpunktsuchen" beim Abstoß mit dem richtig gewachsten oder Schuppenschi ist orthopädisch die beste Behandlung für Ihre Lendenwirbelsäule.

Auch andere Sportarten sind selbstverständlich gesundheit-lich wertvoll, vor allem wenn sie Ihnen Spaß machen wie Ten-nis, Golf, Ballspiele, Reiten, Schi alpin.

Die Relation von gesundheitlichem Nutzen / Verletzungsri-siko ist aber nirgendwo so günstig wie bei den erwähnten Weg-leistungssportarten (Wandern, Radfahren, Laufen ...).

2. Kraft-Training

Ein gewisses Maß an Kraftübungen gegen das eigene Kör-pergewicht ist aus orthopädischen Gründen anzuraten.

Günstig sind:
- spezifische Bauchmuskelübungen mit angestellten Beinen (ohne diese zu fixieren)
- Klimmzüge
- Liegestütze
- Übungen mit dem Gummizugseil.

3. Dehnungsübungen und Yoga

Zur Verletzungsvorbeugung beim Sport und im täglichen Le-ben ist „Stretching", die Dehnung von Muskeln und Sehnen, die Methode der Wahl. Außerdem wirkt es psychisch entspannend, da man das „Loslassen" übt.

Am besten ist die Methode des Yoga, die Dauerdehnung über $\frac{1}{2}$ bis 1 Minute und länger je Übung.

Für Yogaerfahrene noch ein kleiner Tip zum Schluß:
- bei Zeitmangel genügen täglich 10 Minuten, um die wichtig-sten Funktionen anzuregen.

Es sollten auf jeden Fall in diesem Kurzprogramm enthalten sein:
- 1 Vor- und Rückbeugeübung
- 1 Drehlagerung oder -sitz
- 1 Atemübung
- 1 Balanceübung (z. B. Einbeinstand)
- 1 Umkehrhaltung (Kerze, $\frac{1}{2}$ Kerze, Kopfstand)
- Drehübung der Tibeter.

Gerade die Umkehrhaltungen sind für den Verdauungstrakt sehr wertvoll. Sie wirken fast wie eine ärztliche Bauchbehandlung vertiefend auf die Ausatmung, entstauend auf Darm, Leber und natürlich die Beine. Daß dabei alle lästigen Gedanken und Sorgen entschwinden, ist selbstverständlich.

Bauchmuskel-Zwerchfell-Koordination durch „Nauli" und „Uddijana Bandha" sind sehr wirksame Übungen zur Entlastung von Leber und Gekrösewurzel des Dünndarms. Übertreibungen von Ungeübten können aber in das Gegenteil umschlagen.

Eine Reizung der Dünndarmwurzel kann die Folge sein. Beim Yoga gilt das Prinzip: Ihr einziger Maßstab für Übungsintensität und Ausführung sind Sie selbst!

Viel Spaß mit dem Bewegungsprogramm!

P. S.: Sollten Sie jünger sein und tatsächlich Ausdauerbelastungen um 1 Stunde und länger durchhalten, werden Sie das „Running high" kennenlernen. Dieses „Läuferhoch" ist eine Art Rauschzustand durch körpereigene Endorphine (opiumähnliche Stoffe, die Ihr Körper beim Training selbst bildet). Dieses Glücksgefühl läßt Sie immer länger und schneller laufen und Ihre Ermüdung immer weniger spüren – eine feine Sache – aber auch hierbei nicht übertreiben.

Übrigens: völlig legaler Rauschzustand und dazu noch steuerfrei!

15 Kurausleitung

15.1 Allgemeines

Die Kurausleitung, d.h. der vorsichtige diätetische Aufbau mit schrittweiser Umstellung auf Normalkost, stellt einen wesentlichen Bestandteil einer Heilfastenkur dar. Diese Kurphase sollte sehr gewissenhaft durchgeführt werden, um den gewünschten Kurerfolg erzielen zu können.

Durch Fasten oder längerfristiges Durchführen einer Schondiät passen sich die Leistungen des Darms und sämtlicher Verdauungsorgane dem entsprechenden Minimalbedarf an.

Plötzliche Zufuhr schwerverdaulicher Kost kann nach längerem Fasten den Verdauungstrakt überfordern und ausgeprägte Beschwerdezustände herbeiführen. Ferner würde dadurch der nach der Kur noch fortschreitende Entgiftungs- und Regenerationsprozeß abrupt unterbrochen werden und das gewünschte Wohlbefinden sich nach der Kur nicht einstellen.

Die Dauer der Kurausleitung ist sehr individuell und richtet sich nach Strenge und Dauer der Fastenkur sowie dem Zustand Ihres Darms, Ihrer Konstitution und Ihren Möglichkeiten zu Hause, die Kurausleitung entsprechend unseren Empfehlungen durchzuführen.

In den meisten Fällen hat sich eine Kurwiederholung nach etwa einem Jahr als sinnvoll erwiesen, um den eingeleiteten Regenerationsprozeß weiter fortzuführen.

15.2 Nachkur – Durchführung

Entspannung:

So schwer dies oft ist, sollten besonders die Mahlzeiten ein Ruhepol im Alltagstrubel sein. Je entspannter Sie essen, um so besser werden Sie verdauen und sich Ihre Leistungsfähigkeit erhalten. Versuchen Sie, nicht in Hektik zu essen und vermeiden Sie, soweit es geht, beim Essen unangenehme berufliche oder private Probleme zu besprechen. Hektisches Essen, die berüchtigten täglichen „Geschäftsessen", belasten den Organismus und schränken die Leistung der Verdauungsorgane stark ein, was im Lauf der Zeit zu beträchtlichen Gesundheitsschäden führen kann.

In der Kurausleitung sollten Sie sich nach Möglichkeit vor der Mittagsmahlzeit mit einem Dunstwickel am Bauch ins Bett legen. Sollte dies nicht möglich sein, lassen Sie sich vor dem Essen wenigstens für 5 bis 10 Minuten in einen bequemen Stuhl fallen, versuchen Sie abzuschalten, nicht an berufliche oder private Sorgen zu denken, und nehmen Sie erst dann entspannt die Mahlzeit ein.

Kauen:

Auch in der Kurausleitung ist bewußt übertrieben gutes Kauen oberstes Gesetz, denn:
- Gutes Kauen fördert den noch fortschreitenden Darmheilungsprozeß
- Gutes, kurmäßiges Kauen sollte zu Hause unter gewohnten Bedingungen bewußt zelebriert werden, um es sich einzuprägen und langsames Essen möglichst beizubehalten.

Daher bitte alles, was Sie in der Nachkur essen, vor dem Schlucken im Mund total verflüssigen und immer beim ersten Sättigungsgefühl die Mahlzeit beenden!

Es ist besser vor den Mahlzeiten, nicht aber während oder kurz danach zu trinken, da die Verdauungssäfte verdünnt werden.

Verbote während der Kurausleitung:

- *Genußgifte:* Meiden Sie in der Aufbauphase noch jeglichen Alkohol und Bohnenkaffee, möglichst auch Schwarztee. Jede Zigarette, die Sie nicht rauchen, ist für Sie ein Gesundheitsgewinn, Abstinenz das Beste.
- *Zuckerprodukte:* Weißen und auch braunen Zucker, alle zuckerhaltigen Nahrungsmittel wie Süßspeisen, Marmeladen, Schokoladen usw. sollten Sie, um Gärungsprozesse zu ver-

meiden und aus anderen physiologischen Gründen, während der Kurausleitung absolut meiden.

- *Rohkost:* Obst, rohes Gemüse, Salate und Fruchtsäfte
- *Vollwertkost:* Müsli, Vollwertbrot und Weizenkleie
- *Schwer verdauliche Kost:* Alles in Fett Gebratene, Gebackenes, Paniertes, Geröstetes, Eingebranntes (Mehlschwitzen), Hülsenfrüchte, Zwiebel, Knoblauch, Kohl- und Krautgemüse
- *Schweinefleischprodukte:* Schweinefleisch, Schweinefett enthaltende Streich- und Wurstwaren
- *Scharfe Gewürze:* Pfeffer, Paprika, Chili und Tabasco
- *Zwischenmahlzeiten:* Versuchen Sie Ihren Körper so zu erziehen, daß er mit zwei Hauptmahlzeiten (früh und mittags) und einer kleinen Abendmahlzeit auskommt. Versuchen Sie das Hunger- und Sättigungsgefühl zu kultivieren!

Das Hungergefühl, nicht der Appetit, ist das Signal des Körpers zur Nahrungsaufnahme. Ebenso ist das Sättigungs- und nicht das Völlegefühl das Zeichen, die Mahlzeit zu beenden. So regelt der Körper von selbst die notwendige Nahrungsmenge zur Erhaltung des optimalen Gewichtes.

Überleitung zur Normalkost:

Die Diätstufe 3, mit der Sie in der Regel aus der Kur nach Hause entlassen werden und welche im wesentlichen der Milden-Ableitungs-Diät nach Rauch/Mayr [48] entspricht, ist als ballaststoffarme, reizstoff-freie Schondiät eine sehr wichtige Aufbaustufe zwischen strenger Diät und Normalkost. Diese Schondiät stellt keine dauernde Ernährungsform dar. Sie sollte zeitlich begrenzt zum Zwecke der Darmsanierung verwendet werden.

Eine vernünftige, ausgewogene Normalkost benötigt wertvolle, in dieser Schondiät nicht entsprechend vorhandene Vital- und Nährstoffe sowie einen dem einzelnen Verdauungsapparat individuell angepaßten Anteil an Ballaststoffen.

Wenn Sie nach längerer strenger Diät auf Diätstufe 3 die entsprechende Zeit verblieben waren, muß die Umstellung auf Normalkost sehr vorsichtig vollzogen werden. Dies gelingt am besten, indem Sie in kleinen Schritten langsam steigernd, in dem Maße wie Sie es glauben zu vertragen, vollwertige, ballaststoffreiche Lebensmittel in den Speiseplan mit aufnehmen:

Früh: Wie Diätstufe 3, zusätzlich Beginn mit:

Müsli: Beginnen Sie Ihr Müsli zuerst mit Haferflocken, wobei Sie 1 gehäuften Eßlöffel ca. 20 Minuten in lauwarmem Wasser quellen lassen, ½ Banane hineinquetschen und evtl. etwas Sahne, Sauerrahm, Sauermilch oder Joghurt dazugeben (keine Süßmilch, da diese mit süßem Obst leicht gärt!)

Steigern Sie dann das Müsli täglich in Menge und Anzahl der Zutaten (von 1 auf 3 Eßlöffel Haferflocken, tgl. mehr und verschiedenes Obst, nach ca. 1 Woche auch Nüsse und Trockenfrüchte dazumischen).

Nach ca. 2 Wochen Haferflockenmüsli können Sie auf Frischkorn- oder Ihr gewohntes Müsli übergehen.

Brot: Von der Kursemmel gehen Sie nun über auf altes, trockenes, zähes Graubrot, Grahambrot oder Milchknäckebrot und erst als allerletzten Schritt versuchen Sie 1 Scheibe Vollwertbrot morgens.

Vollwertbrot sollte aus einer bis maximal zwei Getreidearten in fein oder mittelgrob geschroteter Form bestehen.

Sechs- oder Siebenkornbrote oder Vollkornbrote mit ganzen Körnern können vom Verdauungstrakt fast nicht verarbeitet werden. Damit werden viele wertvolle Substanzen nicht resorbiert, die Darmschleimhaut aber sehr stark gereizt. Diese Art von Brot ist daher absolut abzulehnen. Sinngemäß gilt dies auch für Müsli.

Mittags: Vor dem Essen sollten Sie mit einer kleinen Portion grünem Salat beginnen, mit kaltgepreßtem Oliven-, Lein-, Distel- oder Sonnenblumenöl sowie Zitrone, Joghurt oder Apfelessig zubereitet. Die Salatmenge täglich bis zur normalen Portion steigern, nach 3 bis 4 Tagen geriebene Karotten dazugeben und schließlich auch auf andere Salate übergehen. Das Menü nun vorsichtig auf Normalkost umstellen.

Abends: Nur leichte Kost wie Basensuppe, Pellkartoffeln mit Butter oder Topfen, Käsebrot oder ein leichtes Menü wie mittags in der Diätstufe 3.

Absetzen des Bittersalzes:

Die Bittersalzeinnahme können Sie dann beenden, wenn Sie wieder ganz bei Normalkost sind und aus Salat, Obst, Müsli, Vollwertbrot usw. genügend Ballaststoffe zu sich nehmen. Erst wenn genügend Quellsubstanzen im Darm sind, wird durch das Stuhlvolumen ein Dehnungsreiz im Enddarm ausgeübt, wodurch der normale Stuhldrang ausgelöst wird. Setzen Sie bitte das Bittersalz ausschleichend ab in dem Maße, wie Ihr Stuhlverhalten ist:

Variante 1: Ab dem Zeitpunkt, da Sie sich bei Normalkost befinden, versuchen Sie täglich nur noch 1 Glas warmes Wasser morgens nüchtern – ohne Bittersalz – zu trinken. Sollten Sie zwei Tage keinen Stuhl haben, geben Sie am 3. Tag wieder etwas Bittersalz dazu und steigern Sie kontinuierlich die Ballaststoffe in der Ernährung. Am 4. und 5. Tag wieder nur 1 Glas warmes Wasser. Sollte die Darmentleerung ohne Bittersalz regelmäßig funktionieren, können Sie sofort auf diesen köstlichen Morgentrunk verzichten.

Variante 2: Die Bittersalzeinnahme täglich beibehalten, aber ca. jeden 2. Tag die Salzration bei gleichbleibender Wassermenge reduzieren, so daß Sie nach ca. 1–2 Wochen nur noch 1 Glas warmes Wasser morgens nüchtern trinken. Diese Angewohnheit sollten Sie beibehalten.

Vorzeitiges Absetzen des Bittersalzes während der Kurausleitung kann zu Stuhlproblemen führen!

15.3 Gedanken zur Normalkost

Wenn Sie die Kurausleitung absolviert haben und Normalkost essen, sollten Sie sich nicht mehr als Mayr-Patient fühlen, sondern als gesunder Mensch, der ganz normal das Essen genießen kann. Einige wichtige Ernährungsrichtlinien sollten Sie dabei aber immer berücksichtigen:

Jeder Mensch reagiert als Individuum in vielen Bereichen des Lebens auf seine eigene, spezielle Art und Weise. Aus diesem Grunde gibt es auch keine allgemeingültige Ernährungsform, die für jeden Menschen optimal wäre. Was für viele Menschen sehr günstig zu sein scheint, kann für manche weniger bekömmlich oder sogar schädigend sein. Durchschnittlich gesehen, sollten einseitige Diäten vermieden werden. Eine im Säure-Basen-Haushalt ausgewogene, biologisch so weit es geht vollwertige Mischkost – von jedem etwas – von nichts zuviel – hat sich als sinnvolle Kost erwiesen. Dabei müssen natürlich individuelle Verdauungsstörungen und Nahrungsmittelunverträglichkeiten berücksichtigt werden.

Folgende Ernährungsrichtlinien haben für jedermann Gültigkeit:

1. Kauen: Langsames, bewußtes Essen in ruhiger, positiver Atmosphäre ist oberstes Gebot vernünftiger Ernährung. Lieber nur etwas trinken, als in Hektik etwas hinunter zu schlingen.

2. Sättigungsgefühl: Wer nach der Kur gut kaut und langsam ißt, wird sich den Sättigungsreflex erhalten, sofern man die Stärke besitzt, immer bei diesem Gefühl die Mahlzeit zu beenden.

3. Hunger: Essen Sie nur, wenn Sie Hunger verspüren, er ist ein sehr wichtiger Regelmechanismus unseres Körpers.

4. Mahlzeiten: Versuchen Sie auch nach der Kur, sich auf drei Mahlzeiten zu beschränken, wobei Frühstück und Mittagessen die Hauptmahlzeiten sein sollen und das Abendessen aus wenig und leichter Kost bestehen sollte. Das Abendessen ist in den meisten Fällen Hauptursache ungewollter Gewichtszunahme und Appetitlosigkeit am Morgen. Die Verdauungsleistung unterliegt einem Tagesrhythmus. Sie hat ihren Höhepunkt in den Vormittagsstunden und sinkt abends auf ein Minimum ab. Daher liegt abends konsumierte, schwerer verdauliche Kost länger unverdaut im Magen-Darm-Trakt, was zu schädlichen Gärungs- und Fäulniszersetzungsprozessen führt.

5. Roh- und Vollwertkost: Essen Sie täglich naturbelassenes Obst und Gemüse. Obst am besten morgens vor dem Frühstück oder als kleine Zwischenmahlzeit vormittags, falls der Zeitraum zwischen Frühstück und Mittagessen zu lange sein sollte. Salat und rohes Gemüse soll vor der Mittagsmahlzeit gegessen werden. Salat und Obst nicht während einer Mahlzeit gleichzeitig einnehmen (Gärung).

Verwenden Sie zum Kochen und Backen möglichst Vollwertmehle und Vollwertreis. Abends keine Rohkost und kein Brot aus grobgeschrotetem Getreide.

6. *Zucker- und Weißmehlprodukte:* Diese sollten möglichst durch Rohrrohzucker, Ahornsirup, Honig und Vollwertmehle ersetzt werden. Zucker und Weißmehlprodukte entziehen dem Körper wichtige Vitalstoffe für ihren Abbau.

Zucker ist ein Suchtgift: Je mehr man davon nimmt, um so abhängiger wird man – obwohl er für den Organismus nicht zuträglich ist.

7. *Tierisches Eiweiß:* Viele Zivilisationserkrankungen wie Bluthochdruck, Alterszucker, Arterienverkalkung, Gicht, Rheuma usw. haben ihre wesentliche Ursache in der Überernährung mit tierischem Eiweiß: Fleisch, Fisch und Käse.

Essen Sie bitte nur einmal am Tag Fleisch, Fisch oder Käse und zwei Tage in der Woche rein vegetarisch ohne diese Nahrungsmittel.

8. *Genußgifte:* Halten Sie bewußt 2–3 Tage pro Woche ein, an denen Sie keinerlei Alkohol trinken.

Täglicher Alkoholgenuß kann unbegrenzt zur Abhängigkeit führen. Bohnenkaffee sollte von sensiblen, Magen-Darm-empfindlichen, vegetativ labilen und gereizten Menschen möglichst gemieden werden. Übermäßiger Kaffeegenuß ist stark leberbelastend. **Rauchen ist ein schweres Vergehen an der Gesundheit!**

9. *Säure-Basen-Haushalt:* Unsere Kost sollte möglichst ausgeglichen im Säure-Basen-Haushalt sein. Leider ist sie durch die denaturierten Nahrungsmittel sehr stark säureüberschüssig und damit mitverantwortlich für viele Stoffwechselerkrankungen.

Säuernd wirken: Fleisch-, Fisch-, Käseprodukte, Hülsenfrüchte, Spargel, Kohl, Essig, Kaffee, Alkoholika, Zuckerprodukte,

Weißmehlprodukte, gehärtete Fette, billige raffinierte Öle und Konservenkost. Vollwertgetreide ist meist schwach säuernd.

Basisch wirken: Die meisten Wurzel-, Blatt- und Fruchtgemüse (z. B. die Kartoffel), süßes Obst in nicht zu großer Menge, Milch, Sahne, Gewürzkräuter, Eidotter und Nüsse.

Neutral wirken: Butter, Wasser, naturbelassene pflanzliche Fette sowie kaltgepreßte Öle.

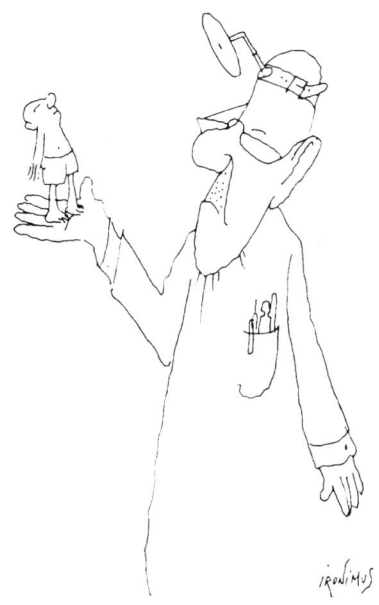

Viel Erfolg mit F. X. Mayr

Anschrift des Verfassers:
Dr. Bodo Werner
Gesundheitszentrum „St. Georg"
Dr.-Zimmermann-Straße 7
A-5630 Bad Hofgastein
e-mail: stgeorg @ via.at

Stichwortverzeichnis